加藤俊徳

50歳を超えても脳が若返る生き方

講談社＋α《プラスアルファ》新書

プロローグ——寿命一〇〇年時代は五〇歳から二度目の人生を

五〇歳になったら再び〇歳に戻る

鏡を見れば顔にシワが増えたと悩み、自宅の階段を上ることすら億劫《おっくう》になるのが五〇代。肉体の衰えと同時に「最近もの忘れがひどくなってきた」と感じている人も多いでしょう。

私はこの三〇年の間に、たくさんの人の脳画像を見てきました。その数は胎児から高齢者に至るまで、一万人を超えます。最先端の脳医療に携わってきたこともあり、ＭＲＩ（磁気共鳴画像法）で撮影した脳の画像から、その状態や成長、そして変化を研究することができたのです。

だから脳の画像を見れば、その人の考え方や性格まで分析できるようになりました。また、どのような行動をすれば脳のどの部分が活性化するのか、その点についてもよく分かってきました。

松の木はどれも同じ形に見えるかもしれません。しかし、よく見ると木の枝ぶりには個性があります。では、なぜ枝ぶりはそれぞれ異なるのでしょうか。それは、木が育った場所によって環境が異なり、その木の経験に違いが出てくるからなのです。

人間の脳も同じです。脳にはいろいろなタイプや形がありますが、経験によってさまざまに成長していきます。だからこそ、脳の枝ぶりを画像で見れば、その人の人生を覗《のぞ》くことができるというわけです。

脳を語るうえで知っておいてもらいたいことは、人の脳はいくつになっても無限に成長するという事実です。たとえ年齢が五〇歳を超えようとも、脳は自分の心がけ次第で、まだまだ成長する。そうして脳が成長を続ければ、第二の人生は、確実に豊かなものになります。そこで五〇歳になったら、再び〇歳になった気持ちで、第二の人生を謳歌《おうか》してもらいたいと思います。

日本人の平均寿命はどんどん延びています。厚生労働省が発表したデータによると、一九六〇年の平均寿命は、男性が六五・三二歳、女性が七〇・一九歳でした。しかし五六年後の二〇一六年には、男性が八〇・九八歳、女性が八七・一四歳まで延びています。日本人の寿命が一〇〇歳に延びるのも夢ではありません。

ただ、人の寿命は延びたのに、八〇年以上を健康に生きるための秘訣《ひけつ》は、学校も会社も教えてくれません。健康に生きるにはどうすればよいのか、現代人のほとんどが、その方法を知らないのです。だから、第二の人生の過ごし方が分からないという人ばかり。それでは老後は楽しめません。

もちろん、これは日本に限った話ではなく、他の先進国も同様です。現代社会が抱える大きな問題といえるかもしれません。

八〇歳からの脳トレで大きな変化

「脳の力は三歳までに決まる」と誤解している人が大半だと思います。しかし、人は歳をとっても、脳の力は大学を卒業した頃とさほど変わらないだけでなく、それどころか五〇歳を超えてもなお、脳は成長します。

次ページの図表1は、八〇歳の現役社長が生活に脳のトレーニング（脳トレ）を取り入れ、その一年後、八一歳のときに再び脳の枝ぶり画像を撮影したものです。ちなみに、この脳の画像は、二〇〇七年に著者が発明した方法で撮影したもので、この方法は国際特許を取得しています。

画像に黒く写っている部分は、頻繁《ひんぱん》に使われている部分です。この社長は七〇代の頃からダンスを習ったり、あるいは囲碁の段位を取得するなど、精力的な生活をしていました。し

図表1　80歳の社長が脳トレを行う前と後の脳の枝ぶり

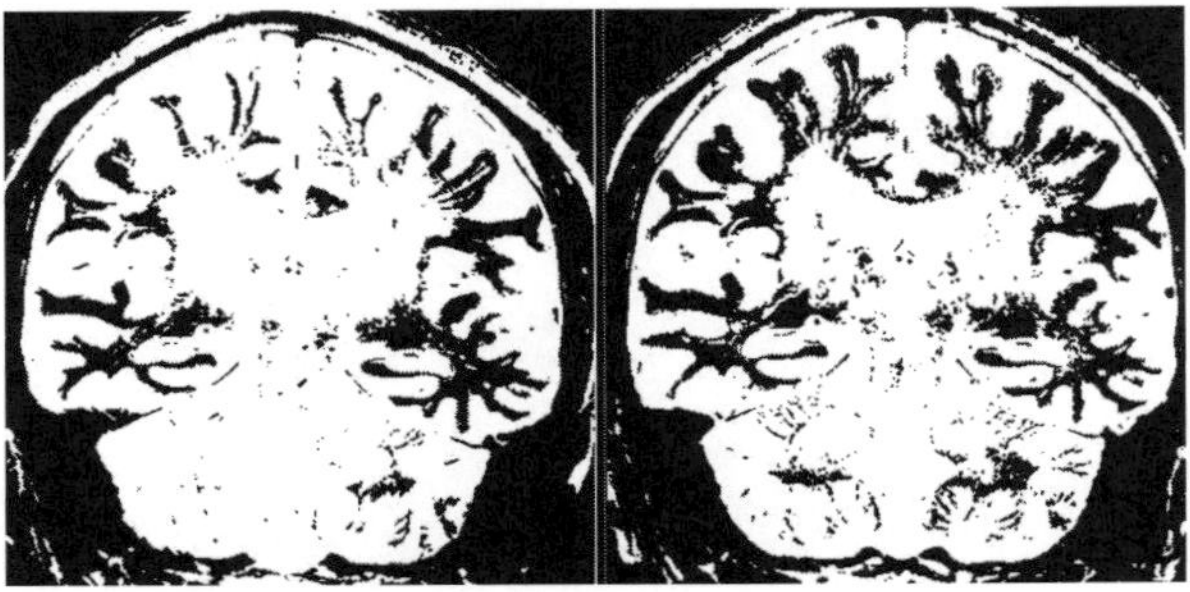

80歳のときの脳画像　　81歳のときの脳画像

かし、八〇歳の頃の脳の画像を見ると、手足の運動を担う部分（脳の頭頂部あたり）が、まだ白く写っています。

そこで社長は、手足を動かして脳を活性化させるため、八〇歳になって初めてドラムを習い、自宅でも練習を続けました。すると、脳の頭頂部が黒くなったのです。脳のある部分が黒くなるというのは、その部分が活発に働き、成長したという証拠です。

この社長に限らず、老若男女《ろうにゃくなんにょ》を問わず、人は自分の脳が活発に働くと楽しくなり、生きる満足感を得られるようになります。鬱《うつ》っぽくなり、頭がスッキリせず、ボーッとした状態は、つまらない長話を聞くのと同じぐらい退屈な状況。言い換えるなら、目が覚めているのに脳が働いていないと、人は苦痛を感じるのです。

人の脳の画像から枝ぶりを見て脳を診断し、それに基づいて脳をトレーニングすれば治療ができる――このことを私は見出《みいだ》しました。だからこそ、脳内科医として、「五〇歳を超えてもすべての人が脳を成長させることができる」事実を広めたいのです。

定年＝第二の人生のスタート

現代人は「定年＝人生の終わり」という意識を持ってしまいがちです。これは、いますぐ改めなければなりません。定年後も、まだまだ脳が成長する人生が用意されており、定年は間違いなく、第二の人生のスタートだからです。

「人生の終わり」などと考えると、脳は成長をやめてしまいます。むしろ、何歳になっても「自分は永遠の五〇歳なのだ」という意識を持つべきです。そう自分に言い聞かせることが自分を若返らせ、さらには脳を生き生きとさせてくれます。そして脳が生き生きすると、認知症の予防にもなります。

本来、脳とは、人間にとってポジティブなもののはず。しかし、私たちは脳の話をするときに、どうしても病気の話ばかりしてしまいがちです。

たとえば「脳が不健康な状態にある」といわれると、「私は鬱病なのではないか」と落ち込む人が少なくないでしょう。しかし、たとえ脳の一部が病《や》んでいたとしても、その脳が完全に不健康な状態にあるわけではありません。健康な部分がたくさん残っているからです。

つまり、脳とは個ではなく集合体なのです。しかし、そんな脳の特徴を知らない人がほとんどなのではないでしょうか。

それから、脳の話を心の話にすり替えてしまう人も少なくありません。確かに脳は心を表現します。しかし、脳と心はイコールではありません。

私はこれまでに、脳死や植物状態の人、あるいは重度の障碍者《しょうがいしゃ》の脳も、たくさん見てきました。大脳の表面に広がる「大脳皮質」の言語中枢にある言語野という部分が壊れると、人は言葉で心のうちを表現できなくなります。しかし、言葉を失った人に心がないのかといえば、そんなことはありません。なぜなら人は言葉以外にも、身振りや手振り、あるいは表情など、ほかの方法で表現することができるからです。

だから脳と心はイコールではない。では、脳はいったい何なのかといえば、ずばり「表現装置」なのです。人間は表現装置である脳を通して、自分の心を相手に伝えているというわけです。だからこそ、脳は常に健康な状態にしておかなければなりません。

なぜ男性は老後を楽しめないのか

さて日々の生活において、男性よりも女性のほうが、明らかに楽しい思い出を作っているようです。そして、その楽しいという思い、つまり幸せを感じることが、人生によい影響を与えるのだと思います。

「終わり良ければすべて良し」という諺《ことわざ》がありますが、たとえ若い頃に苦労ばかりしたといっても、五〇歳以降の人生が素晴らしいものになれば、その人生はすべて良しになるのではないでしょうか。だからこそ、五〇歳からの人生を楽しんでもらいたいのです。

ただ、どうも男性は、五〇歳からの人生、特に仕事を辞めてからの人生を、なぜか楽しめない傾向にあるようです。実際、脳は女性より男性のほうが不健康であることが分かっています。

ちなみに、一〇〇歳以上の高齢者は全国に六万七〇〇〇人以上いますが、女性が約八八パーセントを占め、男性はたったの一二パーセントに過ぎない。なぜ男女で、これほどの差がついているのでしょうか？

その理由は、多くの男性が仕事一筋で生きてきたから。男性は若い頃から仕事ばかりの毎日を送り、やがて定年を迎えます。するとその男性の脳は、会社人としての専門性ばかりが確立される。そしてそのような脳は、仕事に対しては活発に機能するものの、仕事以外のこと、たとえば趣味に対しては機能しにくくなるのです。結果、定年後に無気力になり、最悪の場合には認知症を発症してしまうこともあるのですから、とても危険です。

定年になったからといって、人生が終わるわけではありません。その後も人生は長く続くのです。前述の通り、いまは一〇〇歳まで生きる人も少なくない時代。二〇六五年に平均寿命が、男性は八四・九五歳まで、女性は九一・三五歳にまで延びるという予想もあります(内閣府「平均寿命の推移と将来推計」)。

だからこそ、自分の人生を定年までの六〇歳で区切ってしまうのではなく、老後も含めた一〇〇年という長いスパンで考えるべきです。そのためにも、いまから脳を元気にしてあげなければなりません。

人は五〇歳前後までなら、脳を意図的に成長させようとしなくとも、老化して衰えることはほとんどなく、認知能力や運動能力も横這《よこば》いです。

しかし、五〇歳を超えたらそうはいきません。脳の衰えがひどい人ほど、認知症になる可能性が格段にアップするのです。

ただ、これは誰にも多かれ少なかれ起こり得ることなので、怖がる必要はありません。五〇歳を超えても脳を成長させ、どんどん能力をアップさせれば、認知症を遠ざけることができるからです。

では、具体的にどうすればよいのか? その方法は、この本を通して詳しく解説していきますが、まず認識してもらいたいのは、「男性よりも長生きで、いくつになっても輝いている女性を参考にすべきだ」ということです。

近年、仕事一筋なのは男性だけではなくなってきていますが、それでも多くの女性は家事や育児をこなしながら、年齢を重ねていきます。そんな女性が男性と決定的に違う点は、自分の趣味やおしゃれに強い関心を持っているということです。

また、女性は近所づき合いも活発で、暇があると井戸端《いどばた》会議をするもの。こうした井戸端会議では、他愛《たわい》もない話や噂話《うわさばなし》をしているのでしょう。そう考えると、無意味な時間を過ごしているようですが、そんなことはありません。人と話をすることで情報の収集能力や拡散能力が養われ、それと同時に脳も活性化するからです。

このような女性のライフスタイルを参考にしないのは、もったいないと思いませんか？

定年を迎えた男性はもちろん、三〇代、四〇代、五〇代のうちから、女性のライフスタイルを取り入れてみてはいかがでしょうか。料理や掃除などの家事をするのもいいし、近所の人とコミュニケーションを図るのもいいでしょう。

人間の脳は社会的に孤立すると必ず劣化します。コミュニケーションは、その予防につながります。

昭和の時代、日本は人々が寄り添って生きる社会だったと思います。しかし、近年は個人主義が叫ばれるようになりました。これは日本に限ったことでなく、先進国に共通した流れです。そのため、社会はプライバシーを尊重する傾向が強くなっています。

もちろん、プライバシーを守ることは大切でしょう。しかし、過度な個人主義が脳に良い影響を与えるとはいえません。時には人とコミュニケーションをとって、腹を割って話すべきでしょう。そうするだけで、脳に刺激を与えることになるからです。

この刺激は、脳にとっての栄養です。つまり、刺激を受けるほど脳が元気になるということ。そして、脳さえ元気になれば、定年後の人生は必ず充実していくのです。

日本人は頭が良い国民だと、私は本気で思っています。感謝、思いやり、礼節などを深く理解できるのも日本人の美点です。そして、こうした考えは、脳を強くします。なぜなら、感謝、思いやり、礼節は、脳を使わなければできないことだからです。人に感謝し、人を思いやり、礼節をわきまえることで、結果、脳は鍛えられていきます。

今日から一〇〇歳まで、一日一つ発見することを目標に生きていってもらいたい――この本にはそのヒントを書きました。第二の人生を楽しく、元気に生きるための方法を見つけてもらえたら、私にとってこれ以上の幸せはありません。

＊本書に登場する「脳番地」は脳の学校の登録商標（第５０５６１３９／第５２６４８５９）です。

目次◉50歳を超えても脳が若返る生き方

プロローグ――寿命一〇〇年時代は五〇歳から二度目の人生を

第一章　脳は筋肉と同じ――死ぬまで成長する！

第四章　脳が若返り続ける人たち

第五章　脳が若返る生活習慣

第六章　脳が若返る食事法

エピローグ――五〇歳違いの同い年で過ごした祖父と私

第一章　脳は筋肉と同じ——死ぬまで成長する！

一万人以上の脳のＭＲＩ画像から

私はこれまで一万人以上の人の脳を、ＭＲＩ脳画像を使って分析し、診断・治療してきました。そしてこの経験から達した結論は以下の三点です。

① 脳には個性がある
② 脳の形は日々変化する
③ 脳は使えば使うほど成長する

脳を構成する神経細胞は一種類だけではなく、かつその数は一〇〇〇億個以上もあります。異なる種類の細胞が集団で活動することによって、複雑な脳の働きを支えているのです。

そうした細胞の集団にはそれぞれの役割があり、役割が同じ細胞たちは、脳の同じ部分に集まるように位置しています。そのため私は、細胞の働きの違いによって脳を約一二〇に区分し、これを「脳番地」と名づけました。

人間の能力が向上するということは、それを司《つかさど》る脳番地が成長するということです。その際には、単一の脳番地が働くのではなく、複数の脳番地が連携して活動しています。

脳番地については第二章で詳しく述べますが、たとえば人と会話をするときには、音声を聞く聴覚系脳番地、言葉を聞き分けて意味を理解する理解系脳番地、さらに相手の表情を読み解く視覚系と感情系脳番地、そして話をするための伝達系脳番地が連携して働いているのです。


また、脳の神経細胞からは「神経線維」という回路が伸びています。これは、神経細胞が発する情報を、ほかの神経細胞に伝達するケーブルのような役目を果たしています。

そしてこの神経細胞が活発に働くと、神経線維が集まる「白質」という部分がだんだん太くなり、扇状に広がっていきます。これは正式には「髄鞘《ずいしょう》形成」といいますが、その様子をＭＲＩで観察すると、まるで樹木の枝が伸びているように見えるので、私は「枝ぶり」と呼んでいます。


一本一本の枝ぶりは、脳番地へと伸びています。脳番地が発達すればするほど、枝ぶりは枝先を分岐させて成長していくのです。枝の数や太さ、成長具合は人によって異なり、同じ形の脳はありません。一人ひとりの顔が違うように、一人ひとりの脳の形も違うのです。

脳は、人生経験を積み重ねるうちに、生まれ持った神経細胞の遺伝子を超えて成長していく、ということです。

たとえば胎児の脳は、最初、ツルツルですが、生まれる一〇週前くらいになると、少しずつ脳にシワが寄ってきます。そして生まれたあと、さまざまな経験をすることによって、脳内のネットワークができてきます。言い換えるなら、このネットワークこそが人間の経験そのものであり、だからこそ脳には個性が生じるのです。

一〇〇歳を過ぎても成長する脳

年齢や成長の段階によって、脳のなかで活発に成長する部位は移り変わります。生まれたての赤ちゃんの脳は、まずは運動に関わる脳番地が発達し、続いて視覚、聴覚、言語を司る脳番地が発達していきます。

子供の脳が大人の脳になるのは約三〇年後、つまり年齢が三〇歳前後のときに脳は大人になります。そして、それ以降は脳の全体を使う応用力が伸びていきます。

特に実行力や判断力を司る「超前頭野」は、四〇代以降に旬を迎えます。そのためこの部分が発達すると、人生の経験をもとに深く理解して考える力や、人と接することで培《つちか》ってきたコミュニケーション力を活かすことができるようになります。

そして驚くべきことに、この超前頭野は、なんと一〇〇歳を過ぎても成長を続けます。経験や知識を活かして、難しい話や込み入った事情を理解し、適切な判断をする力が付いてくるのです。つまり、この部分が発達するほど思考が柔軟になり、人格を磨くことにつながるわけです。

かつて、人間の脳は三歳になるまでに成長がほとんど終わり、大人になると、もう脳は成長しないと考えられていました。その名残《なごり》なのでしょうか、いまだに「歳をとると脳はどんどん衰える」と考えている人がたくさんいるようです。

しかし、一万人以上の脳画像をＭＲＩで分析してきた結果、人の脳は何歳になっても成長を続けるということが明らかになりました。脳のなかでまだ使われていない細胞や、年齢に応じて旬を迎える脳番地に刺激を与えれば、脳はどんどん成長していくというわけです。

人生は脳の成長の仕方と表裏一体

脳を成長させるために意識してもらいたいのは「父力《ちちりょく》」と「母力《ははりょく》」です。

父力とは、人と人を繋《つな》ぐ調整力、あるいは縁の下の力持ち的な能力のことです。そして母力とは、他者を理解して受け止める包容力のことです。

こうした力を発揮することは、脳全体を刺激しながら、中高年になってから伸びる超前頭野のほか、五感で得た情報を分析したり理解したりする「超頭頂野」も成長させていきます。

父力と母力は社会生活で求められる機会が多く、たとえば同窓会の幹事を務める際にも必要になります。

幹事は同窓会を開催するに当たって、事前に複数の同級生の予定を聞いて、なるべく多くの人が出席できる日にちと場所を決めます。さらに同窓会当日も、場が盛り上がるように気を配らなければなりません。もし我儘《わがまま》をいう同級生がいても、可能な限り対応しなければならないでしょう。

つまり、同窓会の幹事は調整力と包容力がなければ務まらない。そしてこれらの能力は、脳が成熟する四〇代から五〇代にかけて磨かれていく能力です。もし幹事を務めたときに、嫌だ、辛《つら》い、面倒臭いと感じたら、父力や母力が欠如しているともいえます。

親戚との会合など、普通なら面倒だと敬遠しがちなことにも顔を出すと、父力と母力が養われます。あるいは部下や友人の悩みに耳を傾け、相手を思いやってアドバイスするのもいいでしょう。

中高年になるということは、「老いの入り口」に差し掛かるどころか、脳の成長の真っ只《まただ》中《なか》にいるということなのです。脳はいくつになっても成長するということさえ分かっていれば、より良い人生を送ることができるはず。そのため、面倒臭いと感じることにもどんどん挑戦してもらいたいと思います。

「自分の能力はこの程度」と考え、諦《あきら》めている人が多いかもしれません。しかし、それは大きな間違いです。

自分の能力は脳によって左右される。そして、その脳の有《あ》り様《よう》を決めているのは、ずばり日常生活の過ごし方です。それは何歳になっても変わることはありません。仕事や休日を含めた現在のライフスタイルが、自分の脳を特徴づけているのです。

つまり、自分の人生や自分の能力は、脳の成長の仕方と表裏一体になっているということができます。

成長している脳こそが健康な脳

脳の健康について、私は大きな期待を寄せて研究を続けてきました。最近になって、どのような状態の脳が健康なのか、答えが分かってきたように感じています。

脳の健康に必要なものは三つあります。まず一つ目はグルコース、つまり糖です。糖分を摂らないと脳は働きません。

二つ目は酸素。血液に乗って酸素が運ばれることで、脳は機能します。

そして三つ目は情報です。脳は情報を取り込むことによって成長します。つまり、脳には糖や酸素だけでなく、情報、言い換えるなら経験することが必要だということです。私たちが日々さまざまな経験をすることによって、脳は成長しているのです。

では、その脳を健康にするためには、具体的にどのようにしたら良いのでしょうか。私が医学を志したのは一四歳のときですが、ずっと感じていることは、「脳と植物は似ている」ということです。脳の健康を保ちたければ、植物を育てるのとまったく同じやり方をすれば良いのです。

植物が成長するには光と水と空気、そして養分が必要ですが、それは脳も同じ。糖、酸素、情報という栄養を取り込むことで、初めて脳は元気になる。それが一つでも欠けると、脳は一気に衰えることになります。

友人と喧嘩《けんか》すると、人は元気がなくなるものです。しかし、楽しい出会いがあれば、ワクワクします。つまり、経験は脳に影響を与えるということです。

また脳の健康はイメージではなく、目に見えるものです。なぜなら脳の枝ぶりがサインを出すから。私はたくさんの脳を見てきたので、枝ぶりのサインを理解できるようになりました。そしていまでは、脳画像を見るだけで、その人の脳が健康かどうか分かるようになったのです。

脳の健康は古くて新しいテーマです。私は脳のことをとことん研究したいと思って医学部に入りました。しかし、その医学部では失望することになりました。なぜなら医学部では、脳の病気のことばかり勉強させられて、脳全体、特に脳の健康な部分を学ぶ機会がなかったからです。

脳が病気になると正常に働かなくなるのは事実。だから、脳の病気を研究することも必要でしょう。ただ、脳が病気になったというと、人は脳全体がおかしくなったと考えてしまいます。しかし、たとえ脳が病気になったとしても、脳には壊れていない部分もたくさんあり、脳全体が不健康というわけではないのです。

では、健康な脳とはどのようなものなのか？　ずばりいえば、成長している脳こそが健康な脳といえるのです。実際、正常な脳は日々成長しています。しかし、何かの理由で脳が成長を止めると、一気に不健康になってしまうのです。

脳は自分でいくらでも変えられる

脳は三歳までに勢いよく成長して大人の脳に近づいていくということは、約一〇〇年前に明らかにされました。しかし、一人ひとりの脳の成長過程が違うことや、成人してからも脳が成長し続けるなどということは、当時は想像さえされませんでした。「大人になると脳は成長しない」と考えられてきたのです。脳の標本を顕微鏡で見るだけでは、人が生前どのような生活を送って脳を創造してきたのか、その点を捉えることができなかったということでしょう。

図表2のMRIで撮影した二つの脳の画像を比較すれば、「脳を創造する法則」が存在していることが、よく理解できます。

この脳の画像は、左右の耳を縦に通過する面に平行に撮影された冠状断像の画像です。脳の枝ぶりが白く写し出されるように撮影しています。

左の画像は生後一週間の赤ちゃんの脳で、この時期の脳の重量は約三六〇グラムになります。そして右は生後四ヵ月の同一人物の脳で、重量は約六〇〇グラムまで増えています。

この二枚の画像は、完全に同じ位置のものではありませんが、四ヵ月間に起こった脳の変化が如実《にょじつ》に写し出されています。

まず、生後一週間の脳を見ると、線で囲った側頭葉にある聴覚系脳番地などには、まだ枝が伸びていないことが分かります。側頭葉が成長するために必要な情報が、まだ脳に十分入っていないからです。

一方、右の画像を見ると、わずか四ヵ月で、白く写し出される領域が広がり、脳の枝ぶりが伸展していることが分かります。生まれたばかりの赤ちゃんにも、すでに皮膚感覚がありますす。そのため体を動かしたりすることで、脳内では、線で囲んだ運動系脳番地と感覚系脳番地に枝が伸びていくのです。

図表２　生後１週間と生後４ヵ月の脳のMRI画像

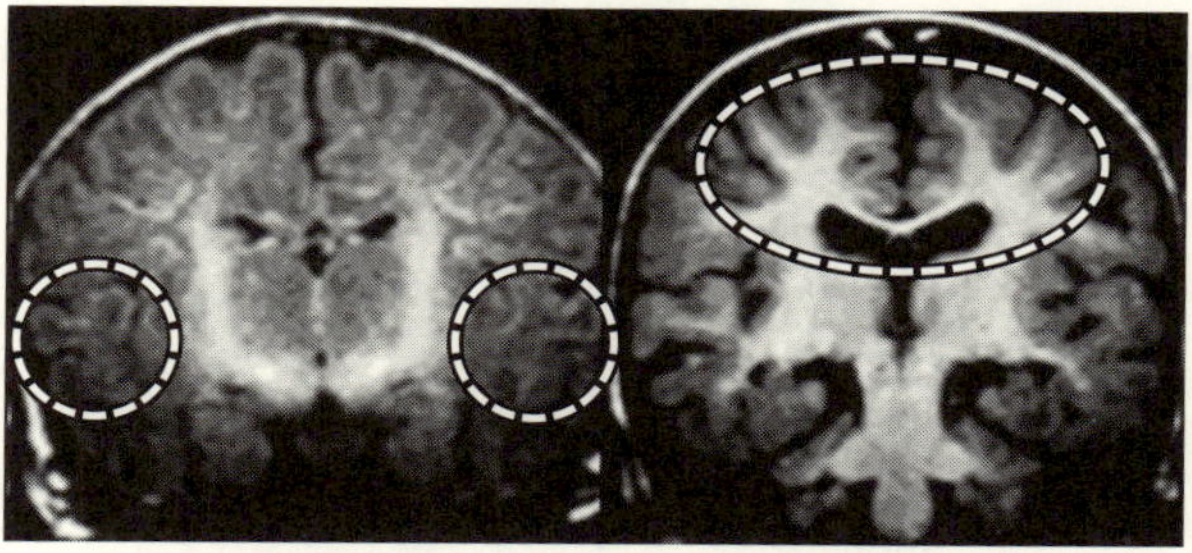

生後１週間　　生後４ヵ月

また、生後四ヵ月の脳は、側頭葉の上側《じょうそく》頭回《とうかい》に白い枝が伸びています。この枝は聴覚に関係し、「聴放線《ちょうほうせん》」と呼ばれています。しかし、上側頭回の下に位置する中側《ちゅうそく》頭回や下側《かそく》頭回にはまだ枝が伸びていません。

中側頭回は一歳頃から成長し始め、新聞を持ってくるなど簡単なお手伝いができるようになります。つまり、人のいっていることを聞いて、理解できるようになるのです。また、絵本を読んでもらいたがるのも、この時期です。

一方、下側頭回の枝は、二歳を過ぎてから成長します。すると、言葉が記憶でき、自分の名前がいえるようになります。また、見たものの名前も分かるようになり、「わんわん来た（犬が来た）」ということもあります。

さらに色が判別できるようにもなります。

この二枚の脳の画像のように脳が成長するという事実は、約二〇年前から確認されていました。しかし以前は、「なぜ聴放線が成長したのか」という疑問を誰も抱きませんでした。子供たちはみな同じように成長していくため、脳の成長は遺伝的な性質によるものだと考えられていたからです。だから、この二枚の画像が証明している脳の成長に関する重要な事実に、誰も気がつきませんでした。

実際、ある程度は遺伝子によって脳の成長の順番が規定されていたとしても、何の経験もせず、何の刺激も与えられていない状態では、脳の枝ぶりが伸びることはありません。情報や環境に影響されて脳の成長度合いは変わっていく、ということです。

前述の通り、脳は糖分と酸素を栄養にしていますが、そこに情報が入ることで、ようやく未熟な脳が成長していきます。母親が何も手をかけることなく赤ちゃんを放置した場合、生まれて四ヵ月が経過しても、聴覚系脳番地の枝ぶりが伸びていくことはありません。一方、母親が手をかけ時間をかけ、しっかり耳から脳へ情報を届けた赤ちゃんは、枝ぶりがぐんぐん伸びていきます。

幼い子供は、まだ難しい言葉が理解できないものですが、母親が話しかけ続けると、やがてその子供の脳は、母親の言葉を深く理解できるような形に成長していきます。つまり、母親が未来への希望を持って赤ちゃんに話しかけ、豊富な音声情報を繰り返し与えることで、赤ちゃんの脳の聴覚系脳番地が刺激され、その部分が成長するのです。

ここに、人の脳が成長するための教育の原点があります。脳が生み出す能力は、最初から準備されているのではなく、夢や希望を抱き、目標に向かって努力することによって、それに相応《ふさわ》しい脳に変化していくのです。

大志を抱いた人は、それを実現するための脳を創造していきます。つまり、脳は自分次第でいくらでも変えられるということです。

脳の「潜在能力細胞」とは何か

歳をとるごとに脳の神経細胞が減っていくのは事実ですが、だからといって脳が衰えるわけではありません。なぜなら脳には「潜在能力細胞」があるからです。

繰り返しになりますが、以前は「大人になると脳は成長しない」という考えが常識でした。しかし、私が長年、脳画像の研究を続けてきた結果、脳は二〇歳を過ぎても成長が止まるわけではなく、それどころか死ぬまで成長を続けるということが分かったのです。

たしかに脳の神経細胞は、ある年齢に達すると減り始め、老化していきます。しかしその一方で、脳には、使われずに眠ったままの神経細胞が膨大《ぼうだい》に残されているのです。そのような細胞を、私は潜在能力細胞と呼んでいます。

潜在能力細胞はあまりにも膨大にあるため、一〇〇年もの長い年月を生きても、すべてを使い切ることはできません。一生かけて、恐らく全体の一パーセント以下の細胞しか使っていないのです。

ということは、どれほどの天才であっても、脳の働きをすべて開花させることは不可能。逆にいえば、いくら歳をとっても脳を成長させることができるということであり、現に脳をどんどん成長させている高齢者もいるのです。

脳の枝ぶりは四〇代がピークだが

私はこれまで多くの高齢者の脳画像を分析してきました。そのなかには一〇〇歳前後の方もいましたが、いずれも若々しい身体を保ち、老いても積極的に知的活動を続けていました。そして彼らの脳をＭＲＩで分析した結果、脳の枝ぶりが生き生きとしていることも分かったのです。

彼らの生活の様子を調査した私は、日々の過ごし方や環境、そして意識の持ち方が、脳の活動に大きく影響することを改めて確信することになりました。彼らは好奇心旺盛《おうせい》で、見聞きするものすべてを新鮮な気持ちで受け入れ、何より常にチャレンジする姿勢で生活していたのです。

また、足腰を鍛える運動を日課にしており、加えて栄養バランスのとれた食事、それも少食を心がけ、睡眠を十分にとっているという傾向がありました。つまり、脳が健康な人には、日々の生活に共通点があるということです。

毎日の生活で自分の脳の形や能力を構築し、生涯、自分の潜在能力細胞を目覚めさせ続ける——それが自分の脳を若く保つ最良の方法なのです。もの忘れや意欲の低下を年齢のせいにしている人も少なくないでしょう。しかし、それは自分の考え方次第で、いくらでも改善できるということです。

ちなみに脳の神経細胞はすべて均一に使われるのではなく、成長の過程で淘汰《とうた》されていくものもあれば、未熟なまま成長しないものもあります。そのため、脳は性格にも影響を及ぼすことになります。

たとえば、脳の感情コントロールを担う部分（感情系脳番地）が大人になっても未熟な人は、自分の感情を抑え切れず、子供のような行動をしてしまうことになります。逆に、常に考えごとをしていたり、何か新しいことに挑戦するなど、脳を活発化させる習慣があると、脳の未熟な細胞が次々と目覚め、枝ぶりが成長していくことになります。

そうして脳の枝ぶりは、四〇代でピークを迎えます。その後は、日頃の行いによって枝ぶりの成長度合いが異なるようになります。刺激のない毎日を送っていると、その人の脳はどんどん衰えていってしまいます。

二種類ある寂しさに注意せよ

私がまだ保育園に通っていた頃の出来事から、別の角度で脳の話をしてみます。

ある日の夕方、保育園から帰宅すると、家にいるはずの祖母と母がいなかったということがありました。私はバッグを肩にかけたまま、軒先《のきさき》で祖母と母を呼んだのですが、やはり二人ともいませんでした。

「家には誰もいない」と確信した瞬間、一気に寂寥感《せきりょうかん》がこみ上げてきて、半ベソをかいた記憶があります。

「寂しい」という言葉を和英辞典で調べてみると、「lonely（孤独な）」という意味だけではなく、「deserted（人のいない）」「desolate（荒涼とした）」「empty（空っぽな）」という意味もあるそうです。

現在、私は五〇歳を超えているにもかかわらず、あの日の寂寥感は、そのときの光景とともに、いまでもふとした時に甦《よみがえ》ってきます。二人はその数十分後に帰ってきましたが、一人で待っている時間は何倍もの長さに感じました。

以前、母に電話をしたときに、このときの話をすると、母もしっかり覚えていました。この出来事から、祖母と母は仕事を変えて、私の帰宅するときには必ず、どちらかが家にいるようにしてくれたそうです。

不思議なことに、子供の頃に「今日は探検だ」と一人で海や山を目指して歩くときは、寂しさは一切感じませんでした。海や山を目指すという好奇心が、脳内で寂寥感をねじ伏せていたのだと思います。

この寂しさには、二種類があります。孤立したときに感じる寂しさと、自分がやりたいと思うことがなくなったときに感じる空虚な寂しさです。

前者の寂しさは、外部から脳に新しい情報が入ってこなくなると感じます。ほかの人が普段もたらしてくれていた情報が途切れたときに脳が発する、情報の枯渇《こかつ》サインといえます。家族の一人が旅行で不在のときに、同じような寂しさを感じることがあります。普段、家族が家のなかで自分に与えてくれている情報が一時的に止まったために感じるものです。

一方、後者の寂しさは、好奇心を満たしてくれることが少なくなり、何かをしたいと思うことがなくなっている状態です。高齢者がしばしば感じる寂しい気持ちは、このケースが多いのではないでしょうか。

何かをやりたいと思う「シタイ思考」は、前頭葉の活動と密接に関係しています。そのため、寂しさを感じることが多くなったと感じたら、とりあえず人がたくさんいるところに行くべきです。映画館や劇場、あるいはいままで行ったことがない場所を訪ねるのも良いでしょう。「未知なる世界を探検するのだ」という気持ちが湧いてくる場所ならベストです。

そのような場所に行くと、人はワクワクするだけでなく、新しい情報で脳が刺激されることになります。すると、寂しさは一気に解消されるのです。

長生きの秘訣は家事と欲求にあり

さて、一〇〇歳を超える高齢者の人口は、一九九〇年代から二〇〇〇年代にかけて急速に増加しました。しかも女性のほうが長生きで、一〇〇歳以上の人の約九割は女性です。男性の平均寿命も延びており、現在は八一歳を超えましたが、女性はそれよりも七年ほど長く生きています。

なぜ、このような男女差が生まれるのか、私はその理由を一〇年以上も探究してきました。そして、恐らく以下の二つが理由なのではないかという結論に達しました。

一つ目は「家事」です。

多くの男性は家事をしません。加えて五〇歳ともなると、会社では役職に就き、部下を従えることになり、自分はあまり動かなくなります。すると日々の行動にバリエーションがなくなり、生活がパターン化してしまう事態に陥るのです。

一方、女性はたとえ仕事をしていなかったとしても、掃除、洗濯、育児、子供や夫のケアなど、家事だけでもさまざまなことをこなしています。結婚すると、そのような生活を数十年にわたって続けることになる。この家事があるからこそ、女性の脳は男性に比べると衰えないのだと考えています。

そして、女性が長生きするもう一つの理由は「欲求」です。

食欲、睡眠欲、性欲、名誉欲、自己顕示欲、独占欲など、人間にはさまざまな欲がありますが、「欲求は悪いもの」と考えている人は少なくないかもしれません。しかし、この欲求で人の脳は動いています。欲求があるからこそ、好奇心を持って行動することができ、それが脳に刺激を与えるというわけです。

特に男性は、四〇代半ばを過ぎると欲求が欠乏する傾向にあります。しかし女性は、いくつになっても「もっと〇〇したい」という欲求を持っているのです。私は中高年の女性向けのウィッグ（かつら）のテレビコマーシャルを見て、それを確信しました。

男性のなかにも物欲がある人はいますが、女性と比べると圧倒的に欲求が不足しています。それでは脳は衰え、どんどん老け込んでいくばかり。だから男性も、女性のように細々《こまごま》とした欲求を持つべきなのです。美しくなりたい、変わりたいというような欲張りな思いも含めて、男性も真似するべきでしょう。

というのも、欲求とは、別の言い方をすれば「前向きな気持ち」であるからです。

実際、「あれが欲しい」「旅行に行きたい」「あの人のようになりたい」と強く感じたときに、脳はフル稼働して情報を集めます。そして体を動かし、欲望を叶《かな》える準備を始める。これは脳が成長を始める証《あか》しです。

脳が成長すると、人は若々しくなり、そして生き生きとした雰囲気が表に出るようになります。好奇心旺盛で前向きな女性は、それだけで美しく見えるものなのです。

私は以前、著書『美人のための脳アンチエイジング』(主婦の友社)で〈欲張りな人ほど脳は若くいられる〉と書きました。好奇心と欲張りは前向きな気持ちの表れであり、それが脳を成長させる原動力になるのです。

では、具体的にどうすればいいのか。まずは紙と鉛筆を用意して、いま自分が欲しいものや、やりたいことなど、自分の欲求を思いつく限り箇条書きにしてみてください。

もし一〇個以上スラスラと書けたという人は、かなりの欲張りといえます。逆に五個以下しか思いつかないという人は、もっと欲張りになったほうがいいでしょう。もし三個以下しか書けなかったら、欲求が完全に欠乏しているので、脳のためにもいますぐ改善が必要です。

自分の欲求を箇条書きにしたら、次はどれを実現させたいか、ランキングをしてみます。さらに、どの欲求なら実現が容易か、同じようにランキングをしてみてください。そして、二つのランキングで上位に入った欲求から、実現に向けて行動を始めるのです。それが脳に大きな刺激を与えることになるでしょう。

以上のように、家事をこなしたり、適度な欲求を持つことで、五〇歳以降の生活は劇的に変わります。男性は意識的に自分を盛り上げないと、どんどん老け《ふ》込んでいく一方です。自分に刺激を与え続け、老いに対して抵抗してもらいたいと思います。

そして今後、一〇〇歳まで生きるためには、最初の五〇年と次の五〇年を真っ二つに分けて考えてください。もし五一歳なら一歳、五七歳なら七歳になったと考えるのです。

そして最初の五〇年を生きたら、次の五〇年を生きる力となる何かを始めてください。自分を新しく創造する覚悟がなければ、一〇〇年も健康でいることなど不可能です。

加えて、五〇代でバリバリ働いているときから、こうした心がけをしておくべきです。なぜなら、誰もがいつか定年や引退を迎えるからです。

そのときに没頭できる趣味や適度な欲求があるかどうかで、脳の健康が左右され、その後の人生にも大きな影響を及ぼすことは間違いありません。

男性を蝕む「会社脳」とは何か

では、なぜ定年退職が脳を劣化させるのでしょうか。

多くの人は二〇歳前後で就職します。もし同じ会社に数十年にもわたって勤めたら、その人の脳は確実に、「会社脳」になってしまいます。

ここでいう会社脳になると、人は通勤時にスイッチが入り、脳のネットワークを活性化していきます。そうして電車のなかで「今日の会議は憂鬱《ゆううつ》だ」などと考えながらも、脳が働き始めるのです。

ところが定年を迎えると、人は会社には行かなくなります。すると、三〇年も四〇年もかけて作り上げた脳を一切使わなくなる……最初の一年はそれでいいかもしれません。嫌な会議に出席する必要もなくなり、「やっと楽になったな」と感じることでしょう。しかし二年目になると、家でテレビの前に座っているだけの人間になってしまいます。そしてそのような生活は、必ず脳に悪い影響を与えることになります。

どれほど楽しい余生でも、毎日テレビを見ているだけでは、人の脳は衰えます。なぜかというと、脳のエネルギーの消費が足りないからです。働いているときに脳を使うエネルギーと、定年後に脳を使うエネルギーの落差が大き過ぎるのです。盆栽をする程度では、エネルギーの消費は足りません。だから人は定年後も、在職時と同じくらい脳を使う必要があるのです。

　私はアーティスティックスイミング（シンクロナイズドスイミング）の指導者として数々のメダリストを育てた井《い》村《むら》雅《まさ》代《よ》氏と面識があり、以前、脳を鑑定させてもらったことがあります。

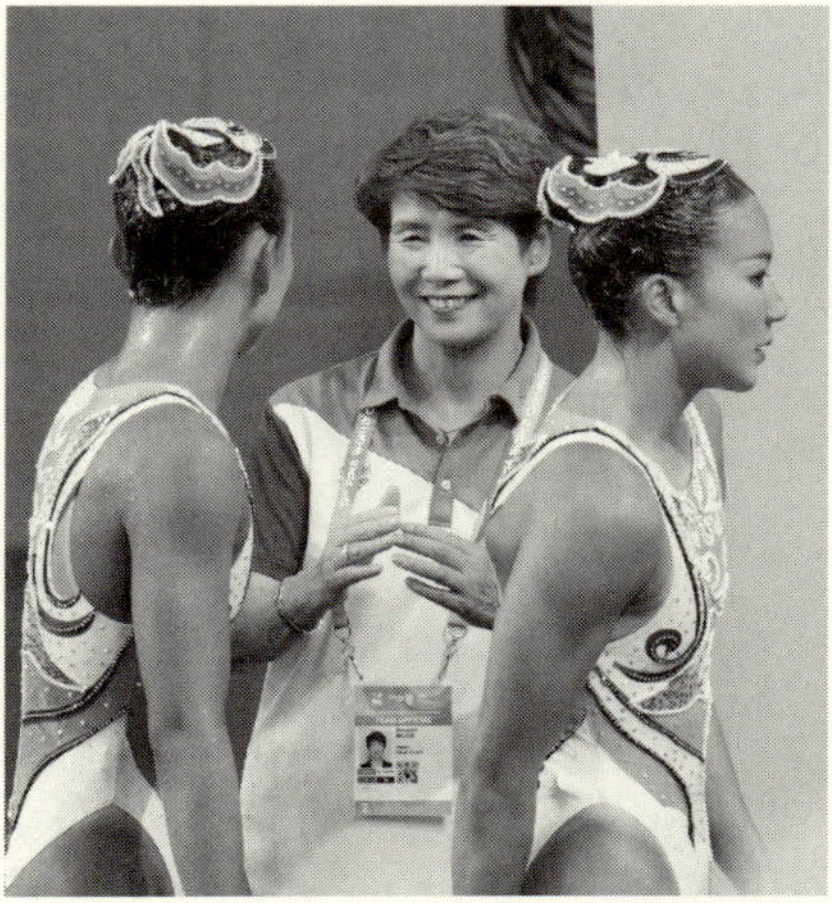

選手に助言する井村雅代氏（中央）

　井村氏は二〇一八年八月現在で六八歳になりますが、脳は三〇代後半の若さを保っています。そして、なぜ井村氏の脳が若いのかといえば、現役を引退してコーチになってからもずっと、現役時と同じ量のエネルギーを、脳が使っているからなのです。

　選手は一日に一二時間も練習します。その間、井村氏も付きっきりで指導しています。適切な指導をするためには、脳の各所を猛烈に働かせますが、その消費エネルギーたるや膨大なものになるでしょう。だからこそ、井村氏の脳は若いままなのです。

また、コーチになっても「行動半径が変わっていない」ということになります。人は会社で出世すると、仕事は部下に任せきりになり、行動半径が狭くなるものです。一日中デスクに座って印鑑を押すことが仕事になっている人も多いでしょう。すると、人は徐々に考えなくなります。当然、それでは脳のエネルギーは消費されず、最悪の場合はボケてしまうので、注意が必要です。

自分の脳に現れる不得手な分野

ここまで述べてきた人間の脳は、成長する一本の樹木のようなものです。そして、その脳を成長させるのも枯らすのも、自分次第なのです。

人の脳はずっと同じ形ではなく、形を変えながら成長していきます。そして、成長している脳は生き生きとしています。

そんな自分の脳を見て、私たちがその状態を知ることには、二つの意義があります。

まず一つ目は、脳を見ることで、いままでの自分の人生を再確認できること。以前は、自分の人生は記憶を辿《たど》ることでしか確認できないと考えられていました。しかし現代では、MRIで脳を撮影することによって、人生体験そのものを、脳の形から見ることができるよう

図表3　MRI画像で見た脳の成長の様子

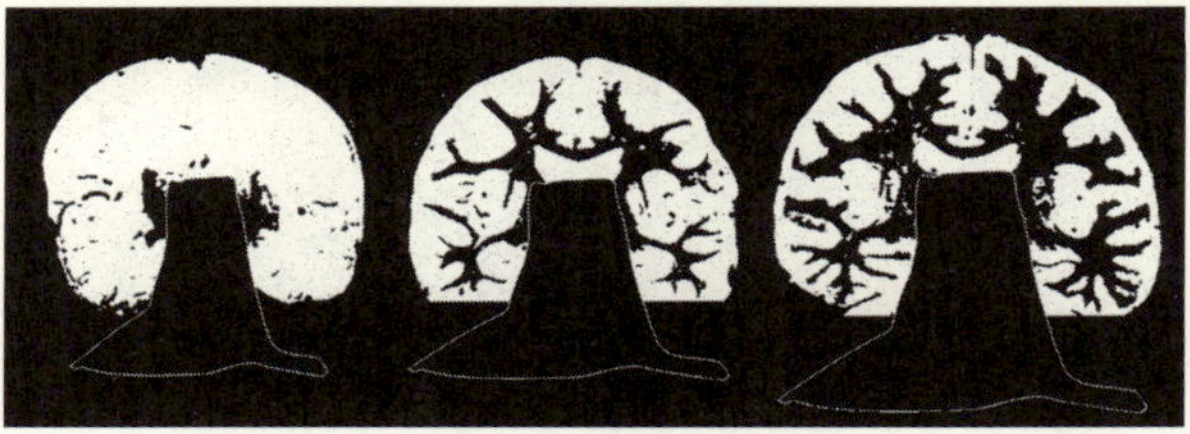

乳児の脳　　小児の脳　　大人の脳

になったのです。

図表3は、脳が成長する器官であることを示す実例です。左から乳児の脳、小児の脳、大人の脳です。樹木の幹は私が手書きしています。しかしそれ以外は、私が開発したMRIを使って、特殊な方法で撮影した脳の枝ぶり画像です。

通常の脳画像では、脳を樹木のように描《びょう》出《しゅつ》することはできません。しかし、特殊な方法で撮影すると、この画像のようになるのです。

画像では脳の枝が黒く見えます。この部分は脳の「白質」です。人生経験を積むと、この白質が太く成長していきます。

それから画像の白い部分は、成長していない未熟な白質を示しています。よって乳児期には、脳の枝ぶりはほとんど生まれていません。小児の枝も大人より細いことが分かります。

一方、大人の脳の枝は太く、またその太さも場所によって異なっています。太い枝は、より多くの経験を積み重ねたことを証明しています。

たとえば、常日頃から考えごとをしている人は、脳の思考の役割を担う部分（思考系脳番地）が成長しています。逆に細い枝は、未経験であったり不得手《ふえて》で上手く使いこなせていない部分です。人と話をするのが苦手な人は、脳の発話を担う部分（伝達系脳番地）の枝が成長していません。

このように、脳の枝は脳番地ごとに成長していることが明らかになりました。つまり、自分の脳画像から、得意なことと不得意なことを判別できるということ。これが自分の脳を見ることの二つ目の意義なのです。

体験が脳の形を変えて心に変化が

長い人生において、大きな失敗をすることもあれば、絶望的な気持ちになることもあるでしょう。私も幾度となく、「どうしたらいいか分からない」と落ち込んだ経験があります。落ち込む理由は人それぞれですが、多くの人が何かに耐えながら生きているはずです。

人間の感情は脳の働きから出現します。友人からいわれた一言で気分が落ち込んだ場合、その一言から作り出された感情は、自分の脳が働いた証拠といえるのです。ですから、絶望的な状況から立ち上がる気力を取り戻すための特効薬は、「自分の脳を知ること」だと考えています。

人間の遺伝子は一生変わることはありませんが、脳は成長や老化によって形を変えていきます。ＭＲＩで脳を撮影すると、たった一ミリ程度の形の変化まで、正確に捉えることができます。私は人の脳を見続けてきて、「脳を知るのは自分自身のいまを知る最も有効な方法だ」と考えるようになりました。

古代ギリシア、デルポイのアポロン神殿の入り口には、「汝《なんじ》自身を知れ」という格言が刻まれていました。古代ギリシアでは、人の精神や思考を完全に理解することはできませんでした。だからこそ、このような格言が刻まれたのだと思います。当時は自分自身を知ることが理想とされていたのです。

しかし現代、私たちはＭＲＩを通して脳の変化を見ることで、「汝自身」を知ることができるようになりました。

それから研究を続けてきた結果、人が積み重ねた体験が脳の形を変え、それによって人の心や思考に変化が引き起こされるという事実に辿り着きました。つまり、人の精神や思考を完全に理解することはできなくても、脳の形の変化さえ見れば、その人の内面の変化の一部を読みとれることが判明したのです。

一人ひとりの脳の形は、生まれたときに決まっているのではなく、その人の経験によって形づくられていきます。自分の脳は、ほかの人には真似できないただ一つのもので、まったく同じ脳の形は存在しません。要するに、自分の精神や思考は、人生経験を通じて自分で形成する、世界でただ一つのものだということです。

人の脳の形は、年々変化しています。脳という器官は、胎児の未熟で無垢《むく》な状態から始まり、生まれてからはどんどん成長します。そして、一〇〇年経っても未完成な器官であり続けながら、その人の人生を形にしていく。ということは、一生涯成長することが脳の大事な役目だということになります。

挑戦は脳にとって最高の栄養素

このような脳をいつまでも成長させ、その機能を最大限に使うためには、一つの単純な必要条件があります。それは、前向きな気持ちで生きること。なぜなら前向きになると、脳のなかで使われずに眠っている潜在能力細胞を、目覚めさせることができるからです。

逆に無関心、あるいはネガティブな気持ちは、脳にとって悪い栄養になり、脳の成長を抑制してしまいます。

思考が止まってしまうとストレスまで生み出します。だから思考がネガティブな人は、認知症や鬱病になりやすいのです。

また、落ち込んだときに回復に時間がかかるのもネガティブな人の特徴。だからこそ、前向きでいることが脳の成長のために必要になるのです。

脳は「初めてだから挑戦したい」という前向きな考えが大好きです。歳をとると、どうしても前向きになりづらくなるものですが、それではいけません。あまり考え過ぎずに、多少強引でも良いので、まずは行動を起こしてみてはどうでしょうか。

毎日を楽しく生きる秘訣は、知らないことを知ろうという明日への意欲、未知の世界への好奇心を持つことです。こうした元気あふれる生活は、脳番地のネットワークをつながりやすくします。聴覚系と視覚系の脳番地も、楽しさを感じている状態だと、働きが活発になります。

明日という未来に向かって考えを巡らし、それを叶《かな》えるために努力する。それは自分に対する挑戦でもあります。そして挑戦は、脳にとって最高の栄養素となる。ほんの小さな挑戦でかまいません。いつでも前向きであるように心がけてさえいれば、いくつになっても脳は成長します。

そう、筋肉と同じように――。

新しいことに挑戦する脳と心の扉は、一生開いておかなければなりません。

第二章　八つの「脳番地」の研究

複数の脳番地を同時に使う効用

脳内では、同じ働きをする複数の神経細胞が集合して、基地を作っています。この基地を、私は「脳番地」と名づけました。

脳番地という新しい考え方を理解すると、五〇歳以降の人生は豊かなものになりますので、本章では詳しく説明していきたいと思います。

この脳番地は約一二〇ヵ所ありますが、そのなかで代表的な脳番地は、以下の八つです。

① **思考系**：思考や意欲、想像力などを司り、人が何かを考えるときに深く関係する。左脳と右脳それぞれの前頭葉に位置する。

② **伝達系**：コミュニケーションを通じて意思疎通《そつう》を行う。言葉を使う言語系と、図形や映像などで伝える非言語系に分かれる。

③ **運動系**：体を動かすこと全般に関係する。脳のなかで最も早く成長を始める。

④ **感情系**：喜怒哀楽《きどあいらく》などを感じ、表現することに関与。生涯にわたって成長を続け、老化が遅いという特徴がある。脳の複数の部位に位置している。運動系の背後に接している部位の感覚系脳番地（五二ページの図表4★印）を通じても感情系は活性化される。

⑤**理解系**：目や耳を通じて得た情報を理解する際に使う。情報をそのまま理解するだけでなく、推測して理解するときにも使われる。
⑥**聴覚系**：耳で聞いた言葉や音を脳に集積させるために働く。
⑦**視覚系**：目で見た映像や画像、読んだ文章を脳に集積させる働きがある。
⑧**記憶系**：ものを覚えたり、思い出したりするときに使う。記憶を司る海馬《かいば》の周囲に位置する。

以上のように、それぞれ役割を分担して働いています。

次ページの図表４に、この八つの脳番地の位置を示しました。考える、体を動かす、話す、感じる、理解する、聞く、見る、思い出すなど、それぞれの行動によって、脳の使う部分が違うということです。この八つの脳番地とその役割を覚え、意識することは、脳を鍛えるうえで非常に役立ちます。

頻繁に使う脳番地は一生を通じて生き生きと成長します。しかし、普段あまり使わない脳番地は未熟なまま……その未熟な部分を放置しておくと、加齢とともに少しずつ衰えていきます。脳内に枯れた部分を作らないためには、それぞれの脳番地をバランスよく使う必要があります。また、複数の脳番地を同時に使って連携を強めると、さらに脳を若々しく保つこ

図表4　8つの脳番地

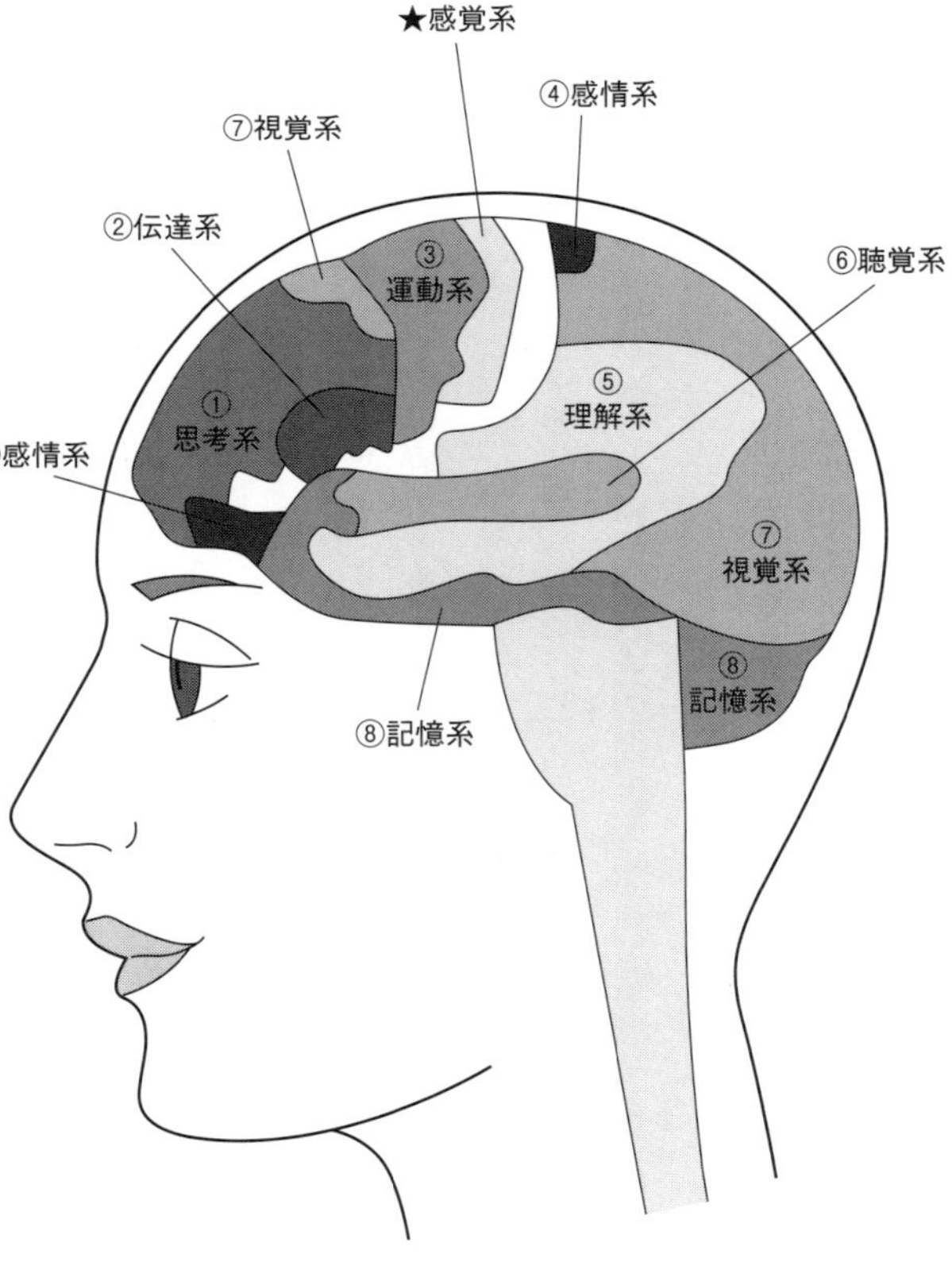

とができるようになります。

とはいえ、八つの脳番地をくまなく刺激しているという人は多くありません。やはり誰にも行動パターンがあるからです。

また歳をとると、新しいことや苦手なことにチャレンジしなくなるし、ネガティブな言葉や行動を重ねがちになるものです。しかし、それでは脳の使い方が限定されてしまいます。それを避けるためにも、自分の日常生活を振り返り、使っていない脳番地はないか、どうやって八つの脳番地を使えばよいか、きちんと把握する必要があるのです。

若さを保つ二つの脳番地

脳番地が衰えると、人は一気に老《ふ》けます。たとえば運動系脳番地です。普段、家のなかに閉じこもってばかりで、あまり歩いていない人は、真っ先に運動系脳番地が衰えます。しかし、この脳番地は生きていくうえでとても大切です。

人間は誕生すると同時に体を動かし始めます。それから数ヵ月で首が据わり、寝返りを打つようになり、四つん這《ば》いで歩き、やがて立ち上がる。これは運動系脳番地が機能しているからできることなのです。

人間は動きながら、いろいろな物事に触れながら、情報を得て学んでいます。だから感覚系と運動系の脳番地は、脳を強くする生命線といえるでしょう。

運動系脳番地の後ろには感覚系や感情系の脳番地があります。つねったら痛いと感じるのが感覚系ですが、たとえば人に足を踏まれたら腹が立つ……それは感覚系の刺激を通じて感情系脳番地にリンクしているからなのです。

生まれた直後から脳の成長を促す運動系と、感情系につながる感覚系脳番地を発達させるのが、若さを保つポイントです。この二つの脳番地が鈍くなってしまうと、脳は衰えていくばかりです。

八つの脳番地を鍛える簡単な方法

八つの脳番地は、それぞれ独自に成長していきます。そのため、どの脳番地を育てるかを意識して行動すれば、どんどん成長させることができます。

たとえば運動が得意な人の場合は、すでに運動系脳番地が育っているはずです。あるいは楽器の演奏が得意な人なら聴覚系、演劇をしている人なら感情系や伝達系をよく鍛えているということになります。逆に苦手なことや、歳をとってやらなくなったことがあれば、それに関係する脳番地は衰えています。

脳をより元気にするなら、なるべく八つの脳番地をすべて使うような意識を持って行動すべきです。たとえば以下のトレーニングで、八つの脳番地を鍛えてみてはいかがでしょうか。

① **思考系脳番地トレーニング：**一つの食材で三つメニューを考える

料理のレシピ本を見ながら新しい料理に挑戦することが好きでも、仕事などで忙しい日が続くと億劫《おっくう》になり、つい夕食は同じメニューの繰り返しになってしまう人が多いのではないでしょうか。そんな人にお薦めしたいのが「一つの食材で三つのメニューを考える」ことです。複数のメニューを考えるとき、思考系脳番地が働き出します。

たとえば「今日の夕食はカレーにしよう」と決めたとします。そしてスーパーでジャガイモをカゴに入れたら、そのとき「ポテトサラダと肉じゃが」というふうに、同じ食材を使ったメニューを、さらに二つ考えるのです。これが習慣になると、思考系脳番地がスムーズに働き、頭のなかで次々と料理が浮かぶようになります。

② **伝達系脳番地トレーニング：**相手と目を合わせて「微笑《ほほえ》む」

会話が苦手な人には、「人づき合いが苦手」だと思っている人がたくさんいます。「初対面の人とは緊張して一言も話せない」という人もいるのではないでしょうか。そのようなときは焦《あせ》って話題を探すよりも、相手と目を合わせて「微笑む」ようにすべきです。

コミュニケーションとは、会話だけでなく、お互いの雰囲気や表情などを含めて成立するものです。笑顔さえ絶やさなければ、人間関係は必ず上手くいくようになります。笑顔などの表情を作る行為は、右脳の伝達系脳番地を使うことになります。

この件に関する有名な話として、イラク戦争時にアメリカ軍が敵対勢力の多い村に入っていったときのエピソードがあります。隊長が兵士に対し、「笑顔で入村し、戸別訪問の際も笑顔を心がけるように」と命じたのです。するとどうでしょう。物陰で様子見をしていた子供たちが兵士に笑顔を返し、捜索も首尾よく進みました。

③ **運動系脳番地トレーニング：**両手でお風呂やトイレを掃除する

人は誰でも、得意なことは何度でもやりたがるものです。上手《うま》く使える脳番地を優先的に使い、楽をするのが、脳の特徴だからです。しかし、それを繰り返すと脳はマンネリ化してしまいます。

そこで、家でお風呂やトイレの掃除をするときなどは、利《き》き手ばかりではなく、もう片方の手も使って掃除をしてみてください。普段は使っていない運動系脳番地に新たな刺激が伝わるようになり、やる気も湧いてくるはずです。利き手ではない手で歯磨きをするのも有効です。

④ **感情系脳番地トレーニング**：感謝したい人の名前を三人挙げる

「ありがとう」と伝えたい身近な人を三人挙げましょう。相手に直接感謝を伝えるなど、行動に移すことも大切です。面と向かって感謝するのが気恥ずかしいなら、電話で世間話をしたり、手土産《てみやげ》を持って訪問するのもいいでしょう。そうした行動が脳の癖を変えます。また、感謝の気持ちを持って会うだけでも、その自分の振る舞いから、相手に「ありがとう」の思いが伝わるはずです。

⑤ **理解系脳番地トレーニング**：長く着た洋服を捨てる

家のタンスを開けて自分の服を手に取りながら、「これはまだ着られるな」「これはヨレヨレだから捨てよう」と仕分ける作業は、理解系脳番地を使います。捨てる洋服と捨てない洋服を瞬時に決めているようでも、頭のなかではたくさんの情報を整理しているのです。すぐに物を溜め込んでしまう人は、理解系脳番地の働きが錆《さ》びつきやすいので、要注意です。

⑥ **聴覚系脳番地トレーニング**：家族や隣人の足音に耳を澄ませる

普段、家の内外から聞こえてくる足音を、意識して聞いているという人は少ないはずです。しかし、私たちは無意識のうちに、足音からその人が誰なのかを判別しています。ここで、無意識ではなく、意識的に聞く習慣を付けてください。「これは息子の足音」「これは三軒隣の○○さんの足音」というように。足音を意識して聞くことで、聴覚系脳番地が鍛えられるからです。

⑦ **視覚系脳番地トレーニング**：朝、いつもより一時間早く家を出る

毎日同じことの繰り返しでは、脳は刺激を受けず、情報をキャッチしにくくなります。そうならないためにも、たまには生活リズムを変えてみましょう。たとえば朝、いつもより一時間早く家を出てみる。いつもと違う時間帯に出かけるだけで、空の色が違います。季節の移り変わりも感じやすくなるかもしれません。あるいは朝早くから働く人など、いつもとは違った光景を目にすることになり、それが視覚系に新鮮な刺激を与えるのです。

⑧ **記憶系脳番地トレーニング**：一日五分、思い出の物を眺める

以前使っていた文房具や愛読していた本など、思い出の品をときどき見返してみるのは、記憶力の強化になります。思い出の品にまつわる出来事や、あるいはくれた人のことを思い

起こすのは、記憶力を高めると同時に、自分を客観視する練習にもなります。自分の立場を客観視できれば、誰に何をしてもらったか敏感に気づくようになり、自然と感謝の心が芽生《めば》えるようになるのです。つまり、脳を成長させるだけでなく、人間としても成長できるということです。

作家の五木寛之《いつきひろゆき》氏が『孤独のすすめ』（中公新書ラクレ）のなかで書かれていましたが、氏はどんな些細《ささい》なものでも捨てずに、大切に持っているのだそうです。そして、たとえば喫茶店のマッチを手にしながら、それを得た当時の思い出に浸ると、〈回想しているだけで半日過ぎていく〉そうです。

「断捨離《だんしゃり》」も善し悪し、ということですね。

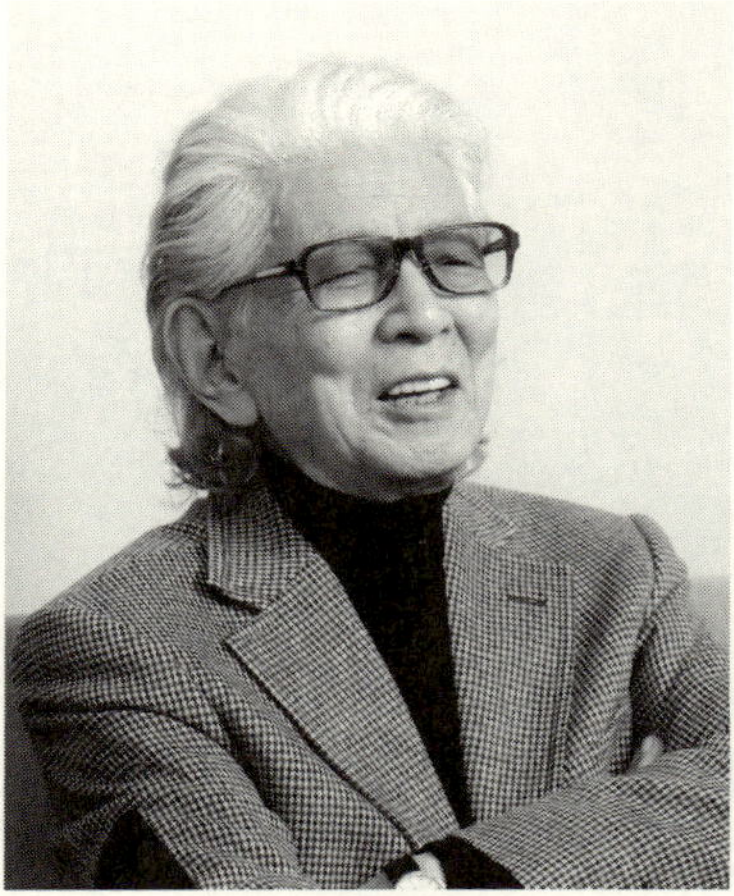

五木寛之氏

簡単問題で理解系脳番地を鍛える

脳を強化するには、そのほかにも効果的なトレーニングがたくさんあります。さらに具体的なトレーニング方法を、いくつか紹介しておきましょう。

まずは理解系脳番地の鍛え方。たとえば以下のような問題で鍛えることができます。少し考えてみてください。

(問1) □のなかに入るアルファベットは何でしょう?

E↓M↓T↓S↓□

(問2) ○と□のなかに入る数字は何でしょう?

○□+□○=99

○□−□○=9

まずは問1ですが、答えはHです。E、M、T、Sというアルファベットは、それぞれ江戸、明治、大正、昭和の頭文字を示しているため、□のなかには平成のHが入る、というわけです。

次に問2の答えです。○のなかには5、□のなかには4が入ります。

私は講演会などで参加者にこうした問題を出題しているのですが、ときどき瞬時に答えられる人がいます。そのような人は、理解系脳番地がしっかりと機能しているということ。普段から簡単な問題を解いていれば、理解系脳番地はどんどん鍛えられていきます。

男が褒めると女の脳はどうなる

ところで聴く力が弱い人はキレやすい傾向があります。キレてばかりの人は、会社でも人望を失ってしまうことでしょう。であれば、聴くトレーニングを行うべき。トレーニングは二人で行い、まずは片方の人が短い話をします。たとえば以下のような話をしてください。

「土門三郎《どもんさぶろう》さんは三〇年間勤めた製鉄工場を辞めて、地元を離れ、宮崎県の寿司屋で働き始めた。ある日、寿司職人が現金を持って銀行に行く途中で、ひったくりに遭い、一五万四〇〇〇円を奪われた。現金を盗んだ人は車で逃げた。寿司職人は走り去っていく車のナンバー『６１９４』を覚えていたので、犯人はその三日後に捕まった」

そしてもう片方の人は、この話を聴きながら記憶して、暗唱するのです。一回聴いただけで完全に覚えられる人は、あまりいないと思いますが、可能な限り暗唱してみます。そして話の内容を間違えたら、もう一回、同じ話をしてもらいます。

一回聴いただけで半分以上記憶していた人は、聴覚系脳番地がかなり成長しているといえます。逆に一回目で、三つ程度の単語しか思い出せなかったという人は、聴覚系脳番地を鍛える必要があります。

三回聴けば、大半の人が話の内容を六割ほど説明できるようになります。五回聴いても六割ほどしか覚えられない人は、日常生活でも、気がつかないうちに聴き漏らしをしているはず。しかし、このトレーニングを繰り返すことで、聴覚系脳番地が強化されることになるのです。

私は講演会のたびにこのトレーニングを説明して、実際に参加者に挑戦してもらっています。そうしたら、女性のほうが話を聴く能力が高いことが分かりました。多くの女性は二回聴いただけで、話の概要を説明できるようになります。逆に男性は、何回聴いても概要すら説明できないという人がいる。こうした人は、普段から聴くことを意識して生活してもらいたいと思います。

それから余談ですが、男性は普段から女性を褒《ほ》める習慣を付けておくべきです。なぜなら、女性は聴覚から入った情報の記憶能力が高く、人からいわれたことをいつまでも覚えているからです。そのため、一〇年前の件で文句をいう女性までいるほど。だから男性は、一〇年前にいった失言で責められることのないよう、普段から女性を褒める癖をつけておいた

図表５　視覚系脳番地のトレーニング問題

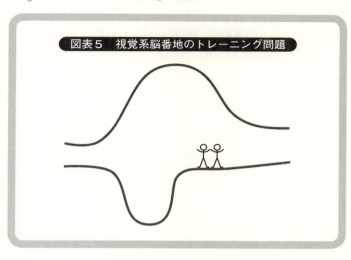

ほうが安心です。

太陽を見て視覚系脳番地を刺激

視覚系脳番地のトレーニングには、次のような問題を解くのが効果的です。

図表５を見ながら以下の問題に答えてください。

(問)二人の探検家が洞窟に入っていったところ、そのなかに、ある生きものを発見しました。その生きものとは何だったでしょうか。

答えは「へび」です。図表５には、洞窟と二人の探検家の絵が描いてあるだけでなく、実は「へび」という答えが書いてあります。

これにすぐ気づける人は、視覚系脳番地が発達しているといえるでしょう。

最近は「目で見て理解する」能力を失っている人が多くなりました。そうした人は文字ばかりを読んでいる傾向にあります。もちろん読書も大切ですが、時には画像や映像を見て、それを言葉に変換することもすべきです。視覚系脳番地が鍛えられるからです。

加えて、朝日や夕日を眺《なが》めると、それだけで視覚系脳番地が鍛えられます。太陽を眺めるという行為によって体内時計が活性化し、すると生きていると実感して、脳番地が刺激されるからです。

記憶系脳番地の強化にはアルバム

人は生きていくうえで記憶力も必要となります。では、記憶力を高めるにはどうすればよいのか。これは非常に簡単で、写真を撮ってアルバムを作るだけで良いのです。子供や孫、あるいは自分自身のために、アルバムをまとめてみてください。

アルバムというのは、自分のアイデンティティに関わるものです。なぜなら人は、幼少の頃の記憶をあまり持っていません。そのため、自分が何者であるか、どのような人生を歩んできたかということを知るには、古いアルバムを見て振り返るしかない。だからこそ、ときどき自分のアルバムを見てもらいたいと思います。そしてこの「自分の人生を振り返る」という行為は、記憶系脳番地を刺激することにつながります。

近年、写真はスマートフォンやデジタルカメラで撮影するのが一般的になりました。しかし、写真をデータとして保存して、ときどきモニター上で見るだけでは、脳は刺激を受けません。やはり紙焼きの写真をプリントして、アルバムにまとめることが重要なのです。

毎日、仕事で忙しいという人は多いはずです。すると、先週はどんな仕事をしていたのか、細かいことまでは思い出せなくなっていることでしょう。この先やらなくてはならない仕事を多く抱えていると、人は過去を振り返る余裕がなくなっていくからです。すると、記憶力が強化されなくなってしまいます。

人にとって最も大切な思い出とは、自分が生きてきた人生そのものにほかなりません。だから部屋の片隅に、いつも自分のアルバムを置いておきましょう。そうして暇ができたときに見返すのです。それだけで、記憶系脳番地は確実に鍛えられるでしょう。

昔の記憶で脳の使い方が甦る

二〇一八年六月一九日の「朝日新聞」朝刊に、〈老人ホームは「旧東ドイツ」　モノ・行事再現　記憶刺激し認知症治療〉という記事が掲載されました。高齢化が進むドイツのある老人ホームで、東ドイツを再現したモノや行事によって高齢者の記憶を刺激し、認知症の治療に生かそうとしているという内容。これが効果てきめんなのだそうです。

たとえば古いスクーター「トロル」を設置したところ、入居者たちは強い興味を示しました。記事には以下のように書かれています。

〈映画上映会を開くことになり、映画の年代に合わせて購入したトロルを展示した。すると、映画そっちのけで男性たちがトロルを取り囲んだ。

「ここにガールフレンドを乗せてデートに行ったんだ」「エンジンをかける時の音がうるさくてなあ」

普段は寡黙《かもく》で、映画の内容も理解していないように見える彼らが突然、脈絡《みゃくらく》のある会話を始めたのだ〉

また、老人ホーム内で昔の調理具を用意したところ、自分でジャガイモを切って料理を始める老人や、トイレの案内板を一九六〇年代のものにしたら、自分でトイレに行き始めた老人も現れたそうです。

これは、前述したアルバムで自分の写真を見て脳に刺激を与えるのと同じ効果です。では、なぜこのような効果が出るのでしょうか？　当時の脳の使い方を思い出し、脳内の伝達ルートが甦ったからなのです。高齢者たちは、次から次へと、当時のことを話し始めたということです。

自分の脳の形を見て可能性を発見

さて、右利きの人は右手を器用に動かせるし、左利きの人は左手を器用に動かせるものです。では、なぜ利き手でないほうを上手に動かせないかというと、右手と左手では動かす際に使う脳番地が異なり、成長具合も違うからです。

当然、右利きの人は右手を司る脳番地が発達しています。手に関係する脳番地は、経験と訓練によって、どんどん形が変わっていきます。

図表6　右脳の一部が損傷し、左手が動かせない人の脳画像

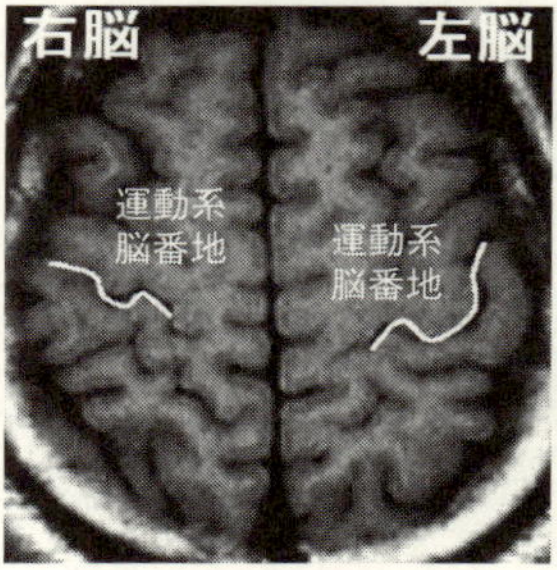

左手を動かすときには右脳の運動系脳番地から指令を出すのですが、図表6は、生まれつき右脳の一部が損傷しており、左手が動かせず、右手を使うことを余儀なくされた被験者の脳画像です。

この被験者の左右の手を司る脳番地の大きさを見比べてみると、右手を動かすときに指令を出す左脳の運動系脳番地が、右脳の三倍から五倍ほど大きく成長していることが分かります。逆にまったく鍛えられていない右脳の運動系脳番地は、ま

だ幼い凸状の形をしています。この成熟度の違いは、経験が脳の形を変えることを証明しています。

このように脳の形を見るだけで、頻繁に使っている脳番地と、あまり使っていない脳番地を、ある程度は区別できるようになります。使っている脳番地は大きく育ち、使っていない脳番地は小さいのです。

こうして日常の経験が脳の形を作るということが理解できれば、どの脳番地を育てれば良いのか、総合的に判断できるようになります。自身の脳の形を見ることで、自分の可能性を新たに知ることもできるのです。

子供はオモチャを手で触ったり動かしたりすることで、手の脳番地を鍛えていきます。加えて、絵本を読んだり親の話を聞くことで、理解系や聴覚系の脳番地を鍛え、脳の形がどんどん変わっていきます。つまり、脳は経験で成熟していくのです。

図表7は、脳のなかで活発に利用されているネットワークを強調した脳の枝ぶり画像です。

この脳を持つAさん（女性）は文章を読むことが得意でしたが、過去の事例に当てはめて考え過ぎる傾向がありました。また仕事でも、実際に現場に足を運び、自身の目で見て状況を判断するということがなかったようです。

図表7　文章を読むだけではなく、現場に足を運ぶようになった女性の脳画像（真上から見た脳の枝ぶり）

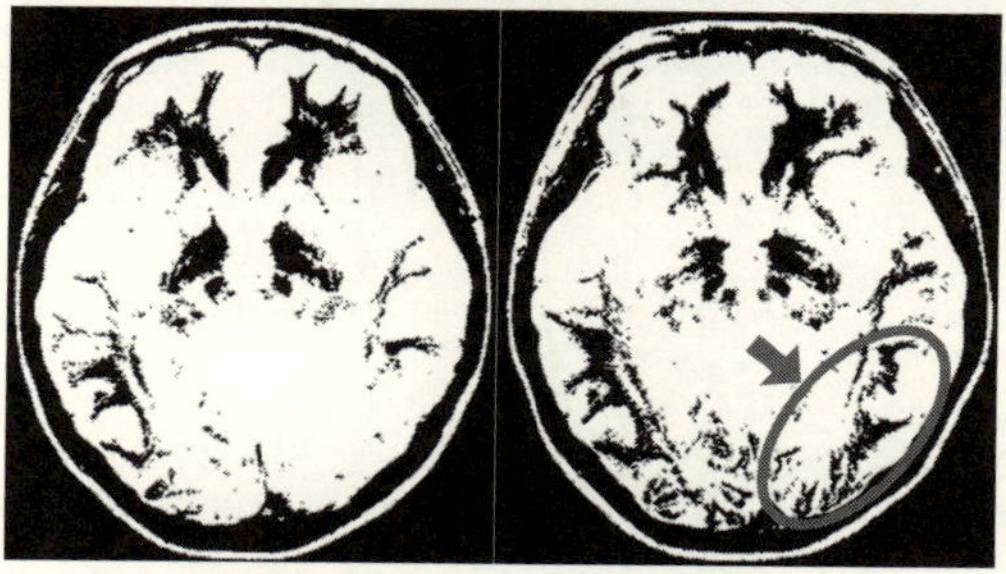

トレーニングを受ける前の脳画像（29歳）　　1年後の脳画像（30歳）

そこで、それを改善するトレーニングを行いました。そして一年後にもう一度、脳画像を撮影し、枝ぶりの成長具合を調べたところ、図表7の矢印で示した右脳の視覚系脳番地に、しっかりと脳内ネットワークが形成されていたのです。つまり、その部分が成長した、ということです。

実は、Aさんのようなタイプの人は数多くいます。文章を読み取る能力が向上する一方で、視覚的な分析力が低下している人です。高学歴であっても仕事は常に上司からの指示待ちで、人間関係においても空気が読めない人は、右脳の視覚系脳番地が極端に未熟な場合がほとんどです。

だからといって心配する必要はありません。Aさんの脳を見れば分かる通り、自分の努力次第で、脳はいくらでも成長させられるのです。

脳の老化は自分で決めた限界から

図表8は、一般ドライバーの脳とレーシングドライバーの脳を比較した画像です。レーシングドライバーは極めて特殊な職業といえます。たとえば速いクルマに仕上げるためには、エンジニアと細かくやり取りをしなければなりません。そしてレースが始まると、有酸素運動と無酸素運動の両方を強いられ、タイヤやマシンを労《いたわ》りつつ、ライバルとバトルを繰り広げます。

運転中にドライバーが目視しなければならないものも数多くあります。サインボードやフラッグ、コクピットのメーターや各種スイッチ、ライバル車の位置やスピード、さらにマシンを進めるべき先の路面など、動いているものと止まっているものを常に忙しく見続けなければなりません。

予選は集中力が問われますが、決勝では長丁場《ながちょうば》でのペースコントロールと駆け引きが重要。そのような要求事項を高速移動しながら視覚情報として捉えているため、一般の人に比べて、前頭葉の視覚関連の脳番地が著しく発達しています。

ただ、職業によって脳に個性が生じるのは、レーシングドライバーに限ったことではあり

図表８　一般ドライバーとレーシングドライバーの脳画像

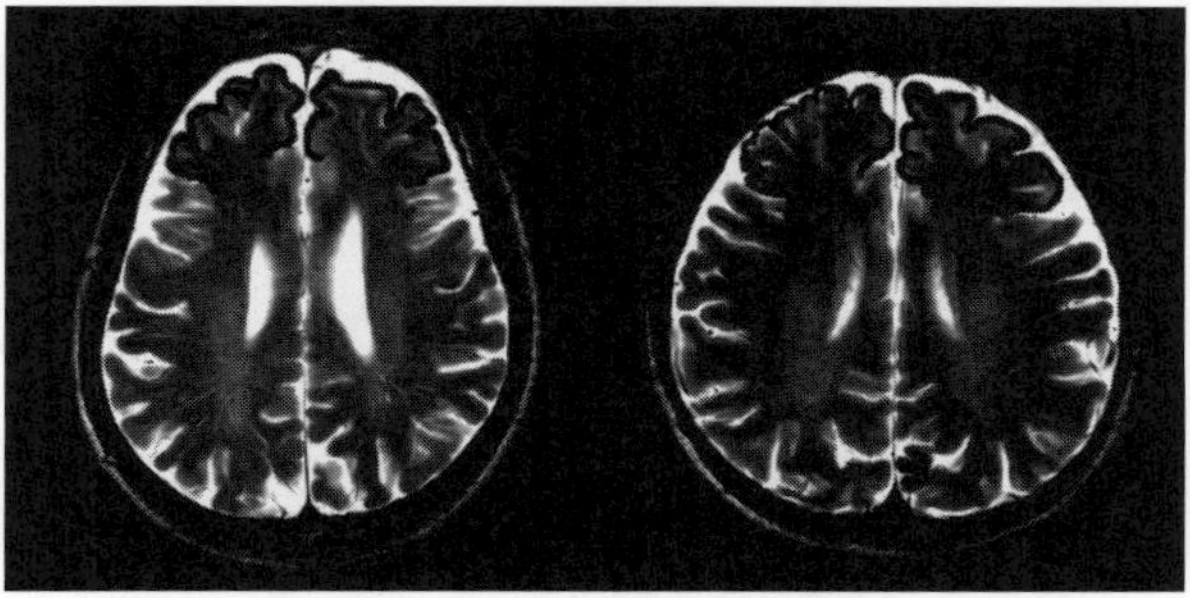

一般ドライバー　　レーシングドライバー

ません。たとえば物作りに従事している人は、右脳の視覚系脳番地が力強く成長している傾向があります。

つまり、職種とその経験年数が脳に影響を及ぼして、多様な脳の形を作り出していくということです。脳の形の違いは、一人ひとりの才能の違いを表しているともいえるでしょう。

当然、どの脳番地が優先的に使われているかは、職種によって異なります。頻繁《ひんぱん》に使われている部分は成長し、そうでない部分はあまり成長しません。では、これまで使われてこなかった部分は、もう成長できないのかといえば、もちろんそんなことはありません。

四九歳のある歯科医が臨床医を辞め、執筆や講演などの仕事をしたいと思い立ちました。そこで私に会いにきてくれたのですが、会ったばかりの頃の彼は、決して話上手とはいえませんでした。歯科医という職業では、虫歯や歯周病の説明など、決まった話をする機会しかなかったのでしょう。伝達系脳番地も衰えていました。

しかし、執筆や講演の仕事では言葉を操る必要があり、そのためには伝達系脳番地を鍛えなければなりません。そこで彼は私のアドバイスのもと、実際に文章を書いたり、人前で話す訓練を繰り返しました。そして数年後、執筆も講演も上手にこなせるようになった彼の脳を見ると、なんと伝達系脳番地が著しく成長していた――。

このエピソードは、新たなチャレンジが人の脳を成長させることを証明しています。脳の成長を阻《はば》んでいる、言い換えれば脳の老化を促しているのは、自分で自分の限界を設けてしまうことなのです。

専門的な職種の人ほど、使用する脳番地が偏《かたよ》っている傾向があります。そのような人は、自分の専門外のことになると否定的になってしまうものですが、そうではなく、専門外のことも柔軟な姿勢で受け入れるべきでしょう。そうすることが、普段使っていない脳番地を活性化させることにつながるのですから。

ホステスが客の名前を覚える方法

ところで銀座などの夜の街で働くホステスは、半年に一度しか来ないお客さんの顔と名前も、なぜかきっちり覚えているものです。それは私の父も同様で、ひとたび人の顔と名前を覚えたら、絶対に忘れないといいます。

私の父は若い頃、バスの運転手をしていました。その際、お客さんの顔と名前をすべて覚えていたそうです。

もちろん、新潟の田舎街の路線バスなので、東京都内のように毎日多くの人が利用していたわけではありません。しかし、滅多《めった》にバスに乗らないお客さんの顔と名前まで覚えていました。久しぶりにバスに乗ってきた人に挨拶して、「二ヵ月ぶりですね」などと話しかけたというから驚きです。新潟の名物ドライバーとして、地元紙「新潟日報」で紹介されたこともありました。

なぜホステスや私の父は、人の顔と名前を覚えることができるのでしょうか。名前だけを覚えようとしても、顔と一致させるのは難しい。では、どうすれば良いのか？　実は「名前に意味を持たせる」ことが秘訣です。

ホステスにとってみれば、商売上、お客さんの顔と名前を覚えることは必須。そのとき人の名前を単独で捉えるのではなく、他の固有名詞と関連づけて意味を持たせることで覚えているような気がします。

仮に「鈴木」という人の名前を覚えなくてはならない場合、たとえば「銀座にあるA社で働いていて、B社の佐藤さんと一緒に店に来た鈴木さん」というふうに覚えるのです。すると自分の脳番地の各所を連動させることになるので、「鈴木」という名前だけを覚えようとするよりも、確実に覚えやすくなるというわけです。

役者の脳の使い方

それからホステスの多くは、聴覚系脳番地が発達していると思います。人は情報を目から得るケースと耳から得るケースがありますが、ホステスはお客さんと接しながらメモを取っているわけではありません。では、どうしているかといえば、お客さんと話をしながら耳から情報を得ているのです。だから多くのホステスの脳では、聴覚系脳番地が発達しているはずです。

さらに重要なのは、ホステスが耳から情報を得る際、お客さんの横に座ったり、あるいは給仕するという動作が伴っている点です。そのため多くのホステスは、聴覚系だけでなく運動系脳番地も発達しており、二つが連動することで記憶力を高めているのです。

この点は役者と似ているかもしれません。役者は撮影や上演前に台本を読み、目から情報を得てセリフを覚えていきますが、その際に突っ立っているだけではありません。手や足、あるいは顔を動かしながら覚えます。つまりホステスと同様、セリフを覚える際に動作が伴うのです。そう、やはり二つの脳番地を連動させてセリフを覚えているのです。

以前、悪役を得意とする有名な役者の脳画像を見たことがあります。診察の際にこの役者に話を聞いたら、やはり台本の文章を読んでいると、体をどう動かせばいいのか、どんどんイメージが湧いてくるのだそうです。文章を読んだだけで、どうアクションするかが分かるということです。

これはこの役者に限ったことではありません。達人の域にまで達した津川雅彦《つがわまさひこ》氏も、同様の話をしていました。津川氏は台本を読むと、やはり動きが見えたのだそうです。

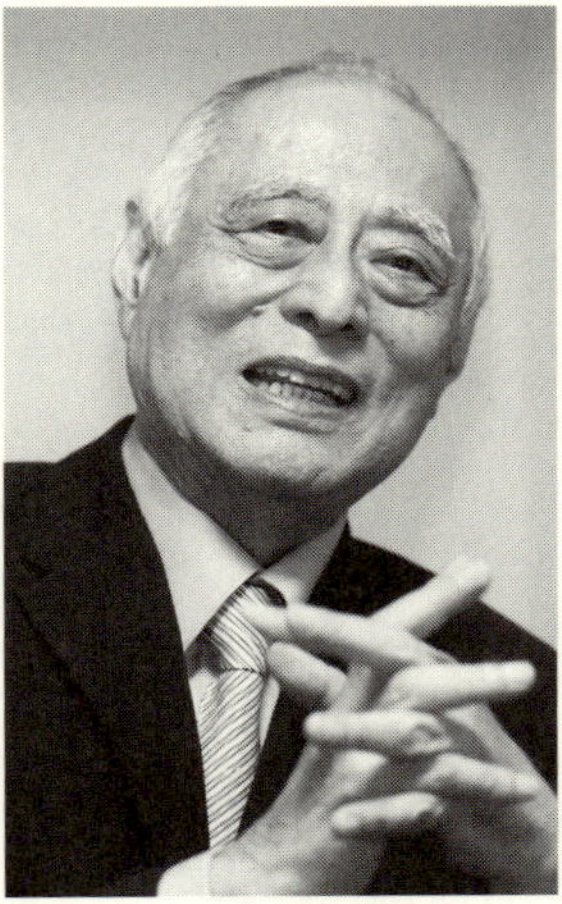

津川雅彦氏

実際、役者の脳を見ると、理解系と運動系脳番地が発達しています。台本を読んで左脳で理解し、すぐに運動系に結びつけて動く、そしてセリフや立ち回りを記憶していくというシステムが、脳内でできているということです。

ちなみに役者が演じる際、記憶を引っ張り出して役を作っていくわけではなく、台本を読みながら、どう話し、どう動くかを創造していくのだそうです。つまり父親の役を演じる際には、過去に見てきた父親、あるいは中年男性らの話し方や動作を思い出して役を作るのではなく、自分のなかで父親らしい父親の話し方、佇《たたず》まい、動作をクリエイトしていくということでした。

津川氏は、「加藤先生、私たちは西郷隆盛《さいごうたかもり》や山本五十六《やまもといそろく》に会ったことがないでしょう。それは、役者が作るんだよ」と話されていました。それを聞いて私も合点《がてん》したのです。役者のこのような創造は、理解系脳番地が発達していないとできません。

多くの役者は、演じるうえで、脳の発達が重要だということを理解しています。私の話を聞きたいといってくれる人も少なくありません。以前、津川氏を中心とする役者さんを対象に講演したことがあります。そのときは、講演が終わっても夜中まで、延々と質問を受けることになりました。

彼らは演じるうえで他人になり切らなくてはなりません。言い替えるなら、他人の脳になるということです。役者たちはそれを理解しているからこそ、私の脳の話に興味を持ってくれたのだと思います。

脳が老化する八つの生活習慣

次に示す八項目は、脳の老化を促す生活習慣です。普段の生活で思い当たる項目があればあるほど、あなたの脳は老化している危険性があります。

① イライラすることが多い
② 一方的に怒ることが多い
③ よく人の悪口をいう
④ 自己否定をしがちである
⑤ 「いまどきの若い子は……」と若者を突き放している
⑥ 家と会社などを往復するだけの毎日を過ごしている
⑦ 妻や夫や人の言いなりになっている
⑧ 昨日の食事の内容を忘れがちである

上記の八項目の何がいけないのか？　「感情的になる」「物事をネガティブに捉える」「自分とは違う価値観を受け入れられない」「自分で考える機会を持たない」という人の脳は、老化しやすいからです。

これらを克服するためにお薦めしたいことはいくつもありますが、その例として、三つの手段を紹介します。

① 怒らない日を設けて必ず実行する

普段から怒ってばかりの人は、実践するのが難しいかもしれません。「今日は怒らない」と決めていても、つい部下や子供を叱《しか》ってしまうものです。しかし、何とかそれを我慢して、一日絶対に怒らないでいましょう。それが感情をコントロールするトレーニングにもなるからです。

② 喜怒哀楽――さまざまな表情を作る練習をする

脳番地を使わないと顔の表情は硬くなりがちです。そこでまず、喜怒哀楽、それぞれの表情をしてみるのです。顔の表情を作ることは脳番地に刺激を与えます。

お薦めなのは二人で行う「喜怒哀楽反対トレーニング」。ルールは簡単で、相手と反対の表情をし合うのです。相手が泣く表情をしたら自分は笑う、相手が怒った表情をしたら自分は喜ぶ、というルールでゲームを行います。

ゲームをする相手がいなかったら、鏡に向かって一日三回、いろいろな表情を作るだけでも良いトレーニングになります。

余談ですが、普段から無表情なのは大問題です。なぜなら、顔や眼球を動かさずにいると、結果として人は、悩みがちになるからです。仕事などで悩んでいる人は、解決策を考える前に、まずは目や口を動かしてみてください。いろいろな表情を作るだけで、実は多くの悩みは吹っ飛んでしまうものです。

③ 若い世代の話をじっくり聞く

自分はもの知りだと思い込んでしまうと、その時点で、脳は働かなくなります。だからこそ、若い世代の話にも興味を示し、どんな情報でも貪欲《どんよく》に吸収する姿勢を持つべきでしょう。そして、その姿勢が脳を生き生きとさせていきます。

なぜ「キレる老人」が多いのか

人は歳をとると、好奇心の欠如などから、普段は使わない脳番地がどんどん増えていきます。すると当然、脳の機能が衰えていき、それと同時に物事に対する理解力が低下し、感情的にはイライラしやすくなる傾向になります。

また、老化によって脳内の感情をコントロールする部分が縮み、怒りの感情を抑制することも難しくなります。つまり、物事や言葉を理解するのに関係する理解系脳番地と、感性や社会性に関係する感情系脳番地の働きが劣化していく……これが「キレる老人」や「偏屈な老人」が生まれる原因です。

昨今、店で店員にキレる老人が増えています。「ガラケー」からスマホに交換しようと店を訪れた高齢者が、店員に対して「ちっとも分からないよ！　もっと分かりやすく説明しろ！」などとキレている場面を見たことがありますが、これなどは、まさに理解系と感情系脳番地が劣化したときの象徴的な行動です。

今後心配なのは、ＩＴ機器の普及によってキレる老人の増加です。スマホやパソコンで何でもできる時代になると、何かを記憶する機会が激減します。すると、脳内の記憶系脳番地の働きが弱くなり、物覚えが悪くなる。そうして理解力の低下と同様、記憶力の低下も大きなストレスとなり、やはりイライラすることになります。

では、自分がキレる老人や偏屈な老人にならないためには、どうすればいいのでしょうか。答えは簡単。普段から脳を鍛えておけば良いのです。いつもは使っていない脳番地に刺激を与えてやれば、歳をとってもキレにくくなります。

そして、なるべく万遍なく脳を働かせることが大切であり、そのとき最も大切になるのは運動です。

たとえば玄関を掃除する際に、玄関だけでなく、家の周囲まで掃除する範囲を広げてみてください。すると運動量が増えると同時に、ひょっとしたら近所の人と会話することになるかもしれません。そして、それが脳に刺激を与えるのです。

あるいは散歩を日課にするのもいいでしょう。毎日七〇〇〇歩ほど歩くのが理想。家に閉じこもることはなるべく避けて、外で活動する時間を増やしましょう。

女性ならネイルをしてみたり、新しい服を着ておしゃれを楽しむ、あるいは夕食で新しいメニューに挑戦するのもいいでしょう。とにかく日常生活でワクワク感を持つことが脳の活性化にとっては有効です。こうした小さなことの積み重ねによって、キレることはなくなるはずです。

脳に刺激を与える欲望と未来志向

第一章でも触れましたが、脳を元気にするためには、欲求を持つことが重要です。そしてもう一つ加えるならば、未来に希望を持つことが大切。これが八つの脳番地にバランス良く刺激を与えるのです。

第二章の最後では、「欲望」と「未来志向」の重要性について説明します。たとえば知らないアーティストのコンサートに行くということは、この二つを同時に抱えていることになります。

まず、「知らないアーティスト」という未知の分野に好奇心や興味を持つことで働くのが理解系脳番地です。そして「自分はこのアーティストが好きなのか」と考えるときには、思考系脳番地を使います。さらにインターネットなどでそのアーティストの情報を収集するとなれば、聴覚系と視覚系脳番地も使います。

そして「一緒にコンサートに行こうよ」と友人を誘えば、伝達系脳番地を使うことになります。コンサートのチケットを取るときには運動系脳番地が、「コンサートではどんな曲が聴けるだろう」とワクワクすれば、感情系脳番地が刺激されます。

チケットを取ってからコンサート当日を迎えるまでのあいだは、記憶系脳番地が活発に働くことになります。仮にコンサートの一ヵ月前にチケットを取っていた場合、当日までのスケジュールを意識することになるからです。

前述した通り、人は常に適度な欲望を持っていなければなりません。そしてその欲望を実現させるために行動すると、人の脳は衰えなくなります。

おしゃれがしたい、美味しいものが食べたい、好きなアーティストのコンサートに行きたい……その程度の欲望を実現させるだけで、脳は確実に良い影響を受けます。

第三章　成長する脳とボケる脳——脳は自分で育てる

定年後に激変する脳の使い方

シニア世代と呼ばれる年代になると、脳の老化を不安に感じ始める人が増えてきます。そこで本章では、どのようなタイプの人がボケてしまうのか、具体的に解説していきたいと思います。

人の脳が衰える大きなきっかけになるのは、すでに述べた通り、定年退職だと思います。約四〇年間にわたって仕事一筋だった人が、定年後に家で暇を持て余してしまい、早々にボケてしまったという話をよく耳にします。これは定年を機に脳の使い方が変わったことが原因です。

一般的な会社員の場合、通勤時間と勤務時間を合わせると、一日の約半分は仕事に拘束されています。そして、その生活を四〇年も続けるわけです。そのため、ずっと同じ会社に勤めてきた人は、脳も同じような使い方しかしてきませんでした。しかし定年を迎えると、仕事のために使っていた脳は休止します。だから定年を機に、一気に老化が進んでしまうのです。

繰り返しになりますが、女性は毎日、家事や近所づき合いなどをこなしています。仕事と家事を両立している女性も少なくありません。絶えず時間の流れを意識しながら、多くのことをこなす女性のライフスタイルは、男性よりも頭と体を使います。だからこそ女性のほうがボケにくいのです。

シニア世代になると、このような脳の使い方の男女差が顕著に表れ、その後の人生に大きく影響してくるのではないかと、私は考えています。

時の流れを意識すると脳は成長

脳を成長させるためには、未来に希望を持ち、新しいことに挑戦することが大切だと先に述べました。ではその反対に、脳の成長を妨げるのは何でしょうか。それは、ずばり「食わず嫌い」の姿勢です。

「自分にはできそうにない」と判断してしまい、新しいことに挑戦しない。さらにひどくなると、挑戦する意欲さえ完全に喪失する。それが「食わず嫌い」の姿勢です。人は歳をとればとるほど、この傾向が強くなるものです。

しかし、初めての経験をして脳に新しい情報を取り入れることは、未熟な脳番地を成長させるチャンス。その機会を自ら放棄してしまうのは、非常にもったいないことだといえるでしょう。

そのほかにも融通《ゆうずう》が利かない、変化を嫌う、人の意見をいぶかしがるというのも、脳の成長を妨げる原因になります。いつも自分だけで何でも判断するのではなく、時には他人の意見にも耳を傾け、柔軟に物事を捉える姿勢が必要です。それだけで、普段は使っていない脳番地が働き出し、脳が成長していくことになります。

さらに脳を成長させるために意識するべきことは「時間」です。その時間に敏感な脳の部位は「海馬《かいば》」。海馬は記憶の蓄積に深く関係する器官で、時間を意識することによって活発に働きます。それと同時に記憶力も高まるようになります。

歳をとると時間が気にならなくなるのは、記憶力が低下しつつあることの表れ。記憶力を低下させないためには、規則正しい生活を送る、スケジュールを立てて行動する、オンとオフをしっかり区切って行動するなど、常に時間を意識することを習慣にしましょう。

仕事で偏る脳の使い方

いくつになっても脳が成長する理由は、先述の潜在能力細胞のおかげです。だからこそ、人は死ぬまで新しいことにチャレンジし続けるべきです。チャレンジは潜在能力細胞を活性化させていく一方、マンネリ化した生活は潜在能力細胞を眠らせてしまいます。

とはいえ、いったい何に挑戦すればいいのか、すぐには思いつかないという人もいるでしょう。五〇歳を過ぎると、新しいことを始めるのは難しいものです。

私たちが長年続ける仕事には、それぞれに専門的な面があります。そして、そうした仕事を続けていると、脳の使う部分に偏《かたよ》りが生じる。脳番地をバランス良く使うのは難しいのです。

問題はそれだけではありません。ずっと同じ仕事をしていると、プライベートの生活にも、どうしてもマンネリが生じます。そのため、仕事以外で使う脳の部位も、同じ箇所ばかりになってしまうのです。

仕事に慣れてくると、何でも楽にこなせるようになるでしょう。極端な言い方をすれば、自動に近い感覚で作業ができるようになっているということです。こうなると、脳に新しい刺激を与える機会も減ってしまいます。

このように同じ使い方ばかりしていると、脳は勝手に省エネを始めます。すると、潜在能力細胞が働く必要がなくなるのです。だからこそ、脳のマンネリ化を防ぐ工夫《くふう》をしていかなければなりません。

足の指で脳と筋肉を鍛える方法

脳がマンネリ化しやすい人の傾向は、腰が重いことです。思い立ってもなかなか行動に移せないという人は、注意が必要でしょう。

また会社勤めをしている人は、出世すると部下に仕事を振るばかりで、自分は動かなくなるものです。自分が動きたいと思っていても、部下が動けなくなるからです。そうすると、どんどん運動不足になってしまうことでしょう。そして、それが脳を老化させていく。だから、いますぐ改善しなければなりません。

とはいえ、いきなり激しい運動をする必要はありません。ちょっとした運動でも脳は活性化するからです。

では何をすべきかといえば、私は「両手で名前を書く」ことを推奨しています。自分の名前を利《き》き手とは逆の手で上手に書ける人は少ないはず。しかし、それをするだけで、脳は大きな刺激を受けるのです。

あるいは両手に新聞紙を一枚ずつ持って、同時にクシャクシャと丸めていくのも良いでしょう。新聞紙を丸めようとしたとき、普通は両手か利き手で丸めるものです。しかし、それでは脳は刺激を受けません。利き手とは逆の手でも同時に丸めることで、初めて脳は刺激を受けます。

なぜか？　右利きの人は右手ばかり使うものです。すると、右手に指令を出す左脳ばかりが活発になりますが、逆に左手に指令を出す右脳はスカスカになります。そして怖ろしいことに、脳は、このスカスカになった部分からボケていく……両手を使う訓練をすべき理由が分かるでしょう。

また、両足の指を使って、新聞紙を綺麗に折りたたむのも、脳に刺激を与える運動です。眠くなったときにやれば目が覚めるため、会社のデスクの下でこっそりするのもいいでしょう。足の指で折りたたむということに、若干《じゃっかん》の面倒臭さがあります。しかし、元気な脳で長生きするかどうかは、面倒臭いと思うことを続けられるかどうかにかかっているのです。

会社のデスクにずっと座っていると、筋肉が落ちてくるものです。実際、お尻の筋肉と大腿四頭筋が衰えると膝がガクガクするようになり、一気に老け込んだ印象になります。

特に五〇歳以上の人は、よほど鍛えていない限り、三日も寝込んだら膝がガクガクすることでしょう。だからボケ防止のついでに、筋肉も鍛えてもらいたいのです。下半身の筋肉はとても重要。ぜひ、デスクの下で、足を使って新聞紙を折りたたんで、脳と筋肉を鍛えてください。

「マンネリ脳」のチェック法

ここまで述べてきたように、マンネリ化した生活を送っていると脳もマンネリ化し、ボケる可能性が高まってしまいます。そこで、生活を改善しなければなりません。

まずは自分の脳が「マンネリ脳」になっているかどうかチェックしましょう。以下の二〇項目で自分が該当《がいとう》するものにチェックを入れてください。

①睡眠時間が六時間以下の日が週三日以上ある
②午前中に眠い日がある
③何かにつけて「面倒臭い」と思ってしまう
④三年以内に実現したい夢がない
⑤一年以上も旅行に出かけていない
⑥このごろカラオケの持ち歌が増えていない
⑦定期的に運動をしていない
⑧心ときめく友人、知人、有名人がいない
⑨美容院や理髪店は二年以上変えていない
⑩体重が一年間で二キロ以上増えた
⑪スマートフォンがないと不安になる
⑫インスタント食品やコンビニ弁当を週三回以上も食べている
⑬この一週間に大笑いをしていない
⑭この半年で友人が一人も増えていない

⑮　一週間に一〇時間以下しか歩いていない
⑯　一週間以上も部屋の掃除をしていない
⑰　土日は家にいることが多い
⑱　新しく挑戦してみたいことがない
⑲　利き手と反対の手で歯磨きをしていない
⑳　最後に映画、演劇、コンサート、習い事に行ったのは三ヵ月以上前である

いくつ該当したでしょうか。

四個以下だったらまったく問題ありません。しかし、五個から一四個の人は脳がマンネリ気味なので注意が必要です。一五個以上の人はすでに脳がマンネリ化しています。いますぐ対処しなければなりません。

脳は夢がなければ活発化しない

では、それぞれの項目に該当していると、どんな危険性があるのか、それぞれ解説をしていきます。

① 睡眠時間が六時間以下の日が週三日以上ある

睡眠時間が六時間以下という状態は、体だけでなく脳にとっても良いことではありません。

平均睡眠時間が六時間以下の人の約四〇パーセントは鬱病《うつびょう》になるというデータもあります。最低でも一日六時間、週に四二時間の睡眠時間を確保しなければ、確実に死は早まります。睡眠が不足した毎日を送っていると、脳が疲弊《ひへい》した状態となり、仕事のミスが増えるといわれています。

四時間睡眠の翌日はずっと睡魔との戦いで、五時間睡眠の翌日は午後に眠気が出やすいという、スタンフォード大学睡眠医学センターのウィリアム・デメント名誉教授らの報告があります。また徹夜明けの日には、相手の表情から「幸せ」や「怒り」を読み取る能力が低下するという、カリフォルニア大学バークレー校時代のエルス・ヴァン・デル・ヘルムらの報告もあります。

このように睡眠不足の状態に陥ると、昼間の覚醒度《かくせいど》が低下します。起きているあいだの神経細胞のアクティビティが下がるのです。しかし、眠れば頭は覚醒する。非常に単純な原理なのです。

とはいえ、たくさん寝れば良いというわけでもありません。平均睡眠時間が九時間を超える人の約四七パーセントは鬱病になる、というデータもあります。つまり、規則正しい時間に適度な睡眠をとるのがベストだということです。

では、良い眠りをとるにはどうすればいいのでしょうか？

まず、日光を十分に浴びていないと、それが睡眠に影響します。最近、眠りが浅いと感じたら、運動不足か日光を浴びていないことが原因になっているケースが大半です。

それからあまり眠れないというときは、スマートフォンをいじるのではなく、午後一一時前、遅くとも午前零時までには寝床に入るようにしましょう。寝床にさえ入れば、たとえすぐに寝つけなくても、体と心は休まります。

こうして六時間以上の睡眠を確保できるようになったら、人はかなり健康になります。日中、眠気を感じている人こそ、早めの就寝を心がけるべきなのです。

私も以前、仕事が忙しくて、数時間しか眠れない日々が続いたことがありました。すると、体調は非常に悪くなりました。しかし仕事が落ち着くと、すぐにまた正常な睡眠を取り戻すことができました。これは、子供の頃に規則正しい生活を送っていたからなのです。

どういうことでしょうか？　人は規則正しい生活を習慣づけていると、たとえ大人になって一時的に睡眠が乱れたとしても、すぐに元に戻すことができます。逆に、ずっと不規則な生活をしてきた人は、一度睡眠が乱れると、正しい睡眠が取り戻せなくなります。そうなると精神的な病気にかかる危険性も高まります。だからこそ、親は子供に規則正しい生活をしつけてあげる必要があるのです。

② 午前中に眠い日がある

毎日、六時間以上の睡眠をとっているのに、午前中に眠気を感じてしまうのは、覚醒障害の可能性があります。しっかり目覚めた状態になれないのです。

午前中の覚醒度が低いと、学生なら学校を休みがちになるし、社会人ならうだつの上がらないビジネスパーソンになってしまいます。午前中からしっかり脳を目覚めさせるためには、ラジオ体操や散歩、あるいは朝食をしっかり摂ることが大事になります。

定年となり会社に行く必要がなくなった人は、起きてから昼まで、メリハリのない生活を送りがちですが、そんな生活は、脳を確実に衰えさせます。しっかり脳を目覚めさせるためには、シャワーを浴びるなどのほかに、玄関の掃除をしたり庭に水を撒《ま》くなど、朝に仕事をするのが効果的です。

③ 何かにつけて「面倒臭い」と思ってしまう

「面倒臭い」という思いは、多かれ少なかれ誰もが持っているものです。

予測を超える酸素の需要が脳番地で急に高まると、脳はストレスを感じて、人は面倒臭いと考えます。脳は酸素を消費させられる負担には、とても敏感なのです。

言葉や態度から面倒臭さが出ている人は、思考が働きにくい状態になっています。働くべき脳番地がキビキビと働いていない状態です。

ただ、人は万能ではありません。普段からちょっとしたことで面倒臭くなるものですが、そう感じない脳を目指して、脳の癖を改善しましょう。

「面倒臭いアラーム」は仕事などに対してだけでなく、人に対しても発動します。面倒臭い人とは、周囲に余計な頭を使わせる人。言い換えれば「面倒を見てほしい人」です。ですから読者のあなた自身は、知人・友人や仕事仲間から面倒臭い人と思われないよう、できるだけテキパキ動くよう心がけましょう。そうするだけで脳は活性化するのですから。

④　三年以内に実現したい夢がない

長年、人の脳を見ていて気がついた事実は、人は夢を抱くべきだということです。なぜなら、脳はもともと能力を持っているわけではなく、自分がやりたいことに適応して能力を作り出していくものだからです。

つまり、人が「医者になりたい」「金持ちになりたい」「会社を成功させたい」などという夢を抱いたとしたら、それぞれの脳番地が実現に向けて活性化し、脳全体が成長していくのです。

人はもともと天才的な才能を持っているわけではありません。夢を実現させるために脳が活性化し、結果、大きな業績を残すことになるのです。

しかし、夢がなかったり、自分はこれが限界だと諦《あきら》めてしまうと、その時点で脳は成長を止めてしまいます。人は死ぬまで夢を抱き続けたほうが良いことが分かりますね。

憧れの人を持ったときの脳は

⑤　一年以上も旅行に出かけていない

旅行するためには、予定を立てなくてはなりません。また、交通手段を考えたり宿泊施設の予約を取るなどの事前準備も必要です。普段、家の周りでしている諸々《もろもろ》のこととは、まったく違った行動をとらなければなりません。

さらに旅行が決まると、当日までの間、何度も旅行のことを考えることになります。たとえば「仕事が忙しいけれど、実際に旅行に行けるのだろうか」と不安になることもあれば、「早く旅行当日にならないかな」とワクワクすることもあるでしょう。これは、普段のマンネリ化した生活では、まったく考えない類《たぐ》いのことなのです。そのため、脳がどんどん刺激されます。

忙しいようなら、日帰り旅行でも構いません。とにかくマンネリ生活から抜け出すことが大切です。

⑥　このごろカラオケの持ち歌が増えていない

音楽に合わせながら歌うカラオケは、聴覚系と伝達系脳番地を鍛えます。ところが、いつも同じ歌ばかり歌っていると、聴覚系や伝達系は働いても、記憶系脳番地が活性化されません。だから新しい持ち歌を増やしてもらいたいのです。たとえ一曲でもマスターすれば、記憶系の強化につながるからです。

実際、七〇歳以上の男女のグループが三ヵ月ほど集中的にカラオケばかりしていたら、日常会話も持ち歌も増え、以前より記憶力がアップしたという事例もあります。

友人や知人とカラオケに行くというのもポイント。人の歌を聴きながら、自分の持ち歌と比較できるからです。だから、なかなか持ち歌が増えないという人は、ほかの人の歌を真似することから始めてみましょう。どんどん持ち歌が増えていくはずです。

⑦　定期的に運動をしていない

運動習慣がない人は、どうしても腰が重くなります。座ってテレビの前から離れられなくなったり、人に何かを頼むのは当たり前だという気持ちになりがちです。

しかし、体を動かしている人は怒りっぽくないものです。運動により怒りの沸点が高くなり、精神的に強くなる傾向があるからです。逆に運動をしない人は、どうしても愚痴が多くなったり、衝動に駆られたり、感情的になりやすくなります。

散歩やスクワット、あるいはジムで泳ぐことでも効果が出ます。自分が定期的に続けられる運動を見つけ、負荷は軽くても結構ですから、ぜひ続けてください。

⑧　心ときめく友人、知人、有名人がいない

最近、通勤時間帯にＪＲ山手線に乗って周りのサラリーマンの顔を観察すると、「日本の男たちは大丈夫かな……」と感じてしまいます。朝から生気がなく、眠そうな顔をしており、会社に着いてからしっかり働けるのか疑問に思うのです。はっきりいって、顔から希望が感じられません。だからこそ、私は日本の男性を元気にしたいと思っています。

では、どうやって元気になれば良いのか。まずは何歳になっても「憧《あこが》れの人」を作ることです。対象は、タレントでもアーティストでもアイドルでも構いません。あるいは思想信条が合う政治家でもいいでしょう。とにかく誰かのファンになってもらいたいのです。

こうして誰かのファンになると、脳はいつもワクワクした状態を維持しています。私の場合は、ドラマや映画を観て俳優のファンになるケースが多いです。最近では、綾瀬《あやせ》はるかさんや岡田准一《おかだじゅんいち》さんが出演しているドラマや映画をたくさん観て、つねにワクワクしています。

B級グルメで脳が元気になる理由

⑨　美容院や理髪店は二年以上変えていない

いつも同じ美容院や理髪店で髪を切っているということは、「いつもと同じ自分を作っている」という点で、マンネリ化の象徴といえるでしょう。いつもの店で髪を切ったほうが安心だ、という気持ちはよく分かります。しかし、たまには違う店に行くほうが、脳には良い効用を生みます。

ひょっとしたら、気に入らない髪型にされてしまうことがあるかもしれません。逆に、初めて会った美容師が新しい髪型を提案してくれるかもしれません。ただ重要なのは、そうしたドキドキ感と変化が、自分の脳を元気にしてくれることです。

たかが散髪でも、自分の意識を変えるチャンス。どうしても店を変えたくなかったら、せめて髪型を頻繁に変えるべきです。それだけでもマンネリを脱し、脳に刺激を与えることができるからです。

⑩　体重が一年間で二キロ以上増えた

肥満は思考系脳番地の働きを低下させます。体重が一キロ増えるだけでも、その増加した肉が気になって、思考が鈍るようになるのです。

アメリカの高所得者には、日本食を食べている人が少なくありません。油を多く使った高カロリーのアメリカ料理と比べると、格段にヘルシーだからです。

人は、つい飲み過ぎたり食べ過ぎたりしてしまうものですが、なるべく体重をキープするように心がけてもらいたいと思います。そう、体と脳はダイレクトにつながっているのですから。

⑪　スマートフォンがないと不安になる

いつもスマートフォンが手放せないという人は、「スマホ依存症」の可能性があります。依存症になると、スマホがないと不安に駆られ、それと同時に脳の働きは鈍化してしまいます。

もちろん、スマートフォンという最新機器を使うことで新たな情報に触れたり、インターネット上で多くの人とコミュニケーションをとれるという利点はあります。しかし、スマートフォンばかりいじっていると、日常生活でやるべきことが疎《おろそ》かになってしまい、実はそれこそが大問題。なぜなら、生きていくうえで使うべき脳番地を使わなくなってしまうからです。

人間の健康を基本的人権の一つと定め、その達成を目的に設立された国際連合の専門機関「WHO（世界保健機関）」は、「ゲーム障害」を病気に指定しています。要するに、テレビゲームへの依存を病気だと定めたのです。

では、なぜテレビゲームに依存すると問題が生じるのか。これもスマートフォンと同様で、日常生活で使うべき脳番地を使わなくなるからです。これではテレビゲームを楽しんだと思っていても、実は時間を消費するだけで、脳のほうは衰える一方です。

ただ、「ゲーム＝悪」ではありません。ゲームをすることによって脳を鍛えることもできます。その点については第五章で解説します。

⑫　インスタント食品やコンビニ弁当を週三回以上も食べている

出来合いのものを食べているという時点で、脳を働かせていないことが分かります。若いときならまだしも、五〇歳を過ぎてからインスタント食品やコンビニ弁当ばかり食べていては、脳はどんどん衰えていきます。

そして、特にインスタント食品に多く含まれる塩分や化学調味料を過剰に摂取していると、高血圧になるだけでなく、味覚もマンネリ化し、食材が持つ本来の美味しさを感じられなくなってしまいます。

味覚や嗅覚《きゅうかく》を研《と》ぎ澄《す》ますことこそ、脳を元気にします。そう、日常的に体験できるB級グルメ、最高！　なのです。日ごろから意識して、バラエティに富んだ食事を摂るように心がけるべきでしょう。

⑬　脳を見て分かる掃除ができない人
この一週間に大笑いをしていない

脳の天辺《てっぺん》には足を動かす脳番地があります。そしてその近くには、手を動かす脳番地と顔の筋肉を動かす脳番地があるのです。そのため人は、笑う際に、この脳番地から顔に指令を出すことになります。つまり笑うという行為は、脳にとっては、十分な「運動」となるのです。

健康のために運動が必要だというと、ウォーキングやジョギング、あるいは筋トレさえしていれば良いと誤解しがちですが、笑うことも立派な運動なのです。

すると当然、泣くことも運動になります。とにかく表情を作るという行為自体が脳のための運動となる。だからなるべく意識して、さまざまな表情をするように、常日ごろから心がけてもらいたいと思います。

⑭　この半年で友人が一人も増えていない

新しい友人が増えていないということは、人とあまり交流していない可能性があります。特に人は定年を迎えると、途端に人づき合いが減るものです。当然、それでは脳が確実に衰えます。だからこそ、意識的に新たな人間関係を作っていくべき。歳をとったら、とにかく孤立は避けなければなりません。社会的に孤立すると、脳は確実に劣化していくからです。

特に五〇歳を超えると、自分一人で生活をしているだけでは脳が働かなくなります。そのため、日常的にいろいろな人と交流し、脳を刺激する必要があります。

また会社に勤めている人は、上司や部下や同僚、あるいはほかの会社の人たちと、「自動的に」つき合うことができます。そのなかには尊敬できないところがある人もいるとは思いますが、だからといって、その人との関係を断ち切るべきではありません。面倒臭い人や欠点のある人と付き合っても、学べることが多々あるからです。

近年、私はテレビ局から番組出演のオファーが届くと、時間が許す限り応じるようにしています。番組に出るのは大変なことです。私の評判が落ちる可能性もゼロではありません。しかしテレビ番組では、世代の違うタレントやスタッフと話す機会もあるし、何よりカメラの前で話をすることが脳トレになります。

損得勘定などで選んで交流するのではなく、分け隔てなく、いろいろな人とつき合うことが、自分を成長させてくれるのです。

⑮　一週間に一〇時間以下しか歩いていない

私は自宅と同じ街にクリニックを開設してしまいました。だから一日の移動距離は少なくなりがちで、忙しくなればなるほど、狭い範囲でしか行動しなくなります。身に着けている万歩計を見ると、一日たった一五〇〇歩しか歩いていないということもあります。当然、それでは少な過ぎます。

通勤に往復一時間以上かけているという人は問題ないでしょう。しかし、家の近くに学校や職場がある人は危険。本来、人間は週に一〇時間程度歩く必要があるからです。そのためには一日約七〇〇〇歩程度歩き、週に五万歩程度は歩かなければなりません。

自分で自分に命令しなければ歩くことはできません。人は思考系脳番地が運動系脳番地に指示して歩き始めます。つまり歩くことは、積極的に脳を使う、ということなのです。

⑯　一週間以上も部屋の掃除をしていない

近年、掃除ができないという人が増えています。そのような人は、脳を見ればすぐに分かります。

なぜか？　右脳の頭頂葉に、掃除や整理整頓をする際に使う脳番地があるからです。部屋の模様替えなどの際には家具を移動させなければなりませんが、「本棚をここに置いて、テーブルは向こうに据《す》える」と考える脳番地も同じ位置にあります。

この脳番地は、掃除や整理整頓、あるいは片づけなどをすることによって成長していきます。当然、片づけは脳を活性化させるため、あまり掃除をしていない人は、脳のこの部分がどんどん衰えていきます。

右手しか使わない人の脳画像は

⑰　土日は家にいることが多い

会社で高い役職に就いており、仕事中はデスクに座ってばかりという人は、休日の過ごし方が大切です。一日中、ゴロゴロ寝転がってテレビを眺めているようでは、脳はどんどん衰えていきます。そうならないためには、たとえば奥さんの指示を受けながら、家事を手伝うのがいいでしょう。

会社で部下に仕事を振ってばかり、家では家事をせず威張ってばかりでは、もうボケへとまっしぐら。時には他人から指示を受けて動くことも必要です。動けば汗をかくため、体にも良いでしょう。

もちろん、家事だけではなく、新たな趣味を作るなど、何かを始めることも脳に刺激を与えます。とにかく「やりたいことがない」という状態にならないよう、いろいろなものに興味を持てる人間になりましょう。

⑱ 新しく挑戦してみたいことがない

新しいことに挑戦する行為は、脳に新しい学びをもたらします。

生まれたばかりの赤ちゃんは、大脳よりも小脳、より難しくいえば「新皮質」よりも大脳基底核や視床などの「深部皮質」が活発に働きます。すべてが未熟な赤ちゃんの脳は、小脳や深部皮質を使って情報を吸収し、学んでいるのです。

ところが、大人になって「いままで通りで良い」と考え、新しい挑戦をしないでいると、小脳や深部皮質が活性化されず、どんどん衰えていきます。新しい挑戦は脳を大いに刺激するので、つねに挑戦する気持ちを忘れないでください。

⑲ 利き手と反対の手で歯磨きをしていない

私はもともと左利きですが、鉛筆と筆は右手で使うようにと、四歳の頃に書道を習い始めました。右手を使いこなすために、とにかく右利きの人を観察したことをよく覚えています。

図表9　右手しか使わない人の脳画像

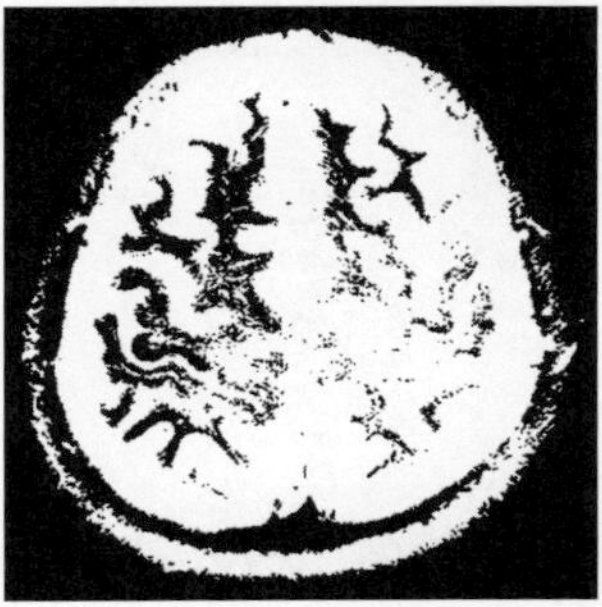

ところが右利きの人は、左手で何かをするという機会がほとんどありません。実際、右手しか使わない人は、右脳にある左手の動作を司る脳番地や、その周囲が未熟で、白っぽくスカスカになっています。それは図表9を見ていただければ明白です。

だから右利きの人は、今日から意識的に左手を使ってください。まずは朝と晩に、左手で歯磨きをするのがいいでしょう。最初は面倒臭いと感じるかもしれませんが、その面倒臭いという思いこそが、脳が未熟である証拠なのです。それでも毎日続けて練習すれば、必ず面倒臭さがなくなります。そのときは、明確に、脳が成長したと感じることでしょう。

左手でストレスなく歯を磨けるようになったら、今度は、同時に両手を使う訓練をしてみてください。たとえば両手に一本ずつペンを持って、同時に自分の名前を書く。最初はストレスを感じたり、まともに字が書けなかったりするはずです。しかし鍛錬を重ねれば、やがて上手に書けるようになります。

左右である程度書けるようになったら、小さく書いたり、あるいは大きく書いてみましょう。左右でサイズを変えて字を書くのもいいし、左右で違う太さのペンを持って書くだけでも、脳に大きな刺激を与えます。

人は五〇歳を過ぎると、一つのことに集中し過ぎてしまうものです。すると、同時に二つのことができなくなります。そんな状態に陥っても、やはり脳は衰えていくものなのです。だからこそ、同時に両手を使う訓練をすべきです。左右の指先の感覚が違うと、運動系だけでなく、感覚系と感情系も刺激されます。これをやることによって、右脳と左脳が鍛えられるでしょう。

⑳ 最後に映画、演劇、コンサート、習い事に行ったのは三ヵ月以上前である

人の集まるところに出かけて行って、聴衆の一人として映像や音楽に触れることは、多くの「気づき」をもたらします。映画や演劇を鑑賞した場合、人それぞれ感動する場面も違えば、受け取り方も違うものですが、人が集まる場所でそれを体感することは、万人にとって、脳を刺激する行為なのです。

また習い事も同様で、たとえば編み物教室でも、人によって習熟度に差が表れるものです。ただ、多くの人が集まるところで、人それぞれが違うということを実感するだけでも、脳のマンネリ化を防ぐ大きな手助けとなります。

脳は目標に向け成長する「器官」

上記の二〇項目に該当《がいとう》しないように普段の生活を改めるのは難しいと感じるかもしれません。ただ、安心してください。脳は適応する力を持っています。さらにいえば「なりたいものに適応する柔軟性」を持っているのです。

たとえるなら脳は、水のようなものです。水はどんな形の容器に注《つ》いでも溜まっていきます。これは脳も同様。もちろん、脳は水のように容器に合わせて変形するわけではありませんが、自分が目指すものに適応するよう、脳内のネットワーク、つまり脳の中身を変えていくのです。

たとえば仕事で、あるプロジェクトを成功させるよう上司から命ぜられたものの、自分には現時点で成功させるだけの力がなかったとします。しかし目標をきっちり定め、それに向かって努力すれば、脳はどんどん成長していきます。ですから、最初から諦めることは禁物《きんもつ》です。

これは誰の脳でも同様です。脳とは、目標に向かって成長する「器官」なのです。逆に目標がない人の脳は、どんどん衰えます。向上心も持たず、日々変化のない生活を送っていれば、脳は成長をやめてしまうでしょう。

脳を成長させる六つの方法

では、脳を効果的に成長させるためには、具体的にどんな行動をとればいいのでしょうか？　以下、エクササイズを含む六つの成長法を紹介します。これらを習慣的に続けるだけで脳は生き生きと甦《よみがえ》りますし、マンネリ化した生活からも脱却できるはずです。

①　オタマで新聞紙キャッチ

メジャーリーガーのイチロー選手（現在はシアトル・マリナーズ会長付特別補佐）は、右利きなのに左打ちです。また、囲碁界初の七大タイトル同時制覇を二度果たし、国民栄誉賞を受賞した井《い》山《やま》裕《ゆう》太《た》棋聖も、右利きなのに左手で囲碁を打っています。

両氏のように左右の手を使っていると、脳番地をより広く使えるようになり、能力のキャパシティが上がっているのではないかと考えています。

だからこそ、両手をもっと使ってもらいたいのです。両手を使って脳を鍛えるトレーニングは、前述した両手で名前を書くほかにも、まだまだあります。

台所にあるオタマ、もしくはシャモジと、丸めた新聞紙を用意してください。そして新聞紙をオタマかシャモジに載せて、けん玉のような感じに上方に撥《は》ね上げ、それをキャッチするのです。これを右手で一〇回、左手で一〇回やれば、脳が鍛えられるのはもちろん、手先から腕、そして動体視力の衰えを解消できます。

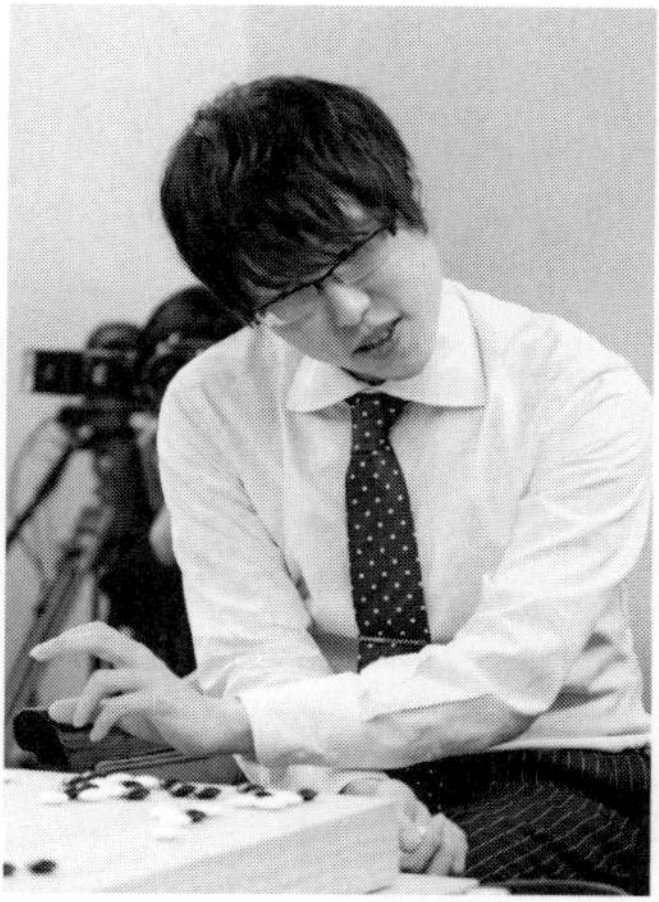

井山裕太棋聖

② レジ袋で太腿リフティング

五〇代になると、よほど運動をしていない限り、体は衰えてしまいます。すると体を動かすことが面倒になり、ますます運動不足になっていきます。

こんな状況を改善するには、ストレスなく簡単にできるトレーニングを続けるべきです。私が推奨しているのは、空気で膨らませたレジ袋を使ったトレーニング。サッカーのリフティングのように、両足の太腿《ふともも》を交互に使って、地面に落とさないように一〇回、レジ袋を撥ね上げるのです。

これなら狭いスペースでも行うことができるし、必要なのはレジ袋だけなので、いつでも簡単にできます。毎日続ければ腹筋が鍛えられ、体のバランス感覚も養われます。

また、レジ袋を落とさないようにリフティングするという行為は、運動系脳番地のほか、目を使うので、視覚系脳番地も鍛えられます。

③　女性は立ち食いそば屋に、男性はおしゃれなカフェに行く

仕事、家事、介護、場合によっては子育て……女性の多くは四〇代から五〇代にかけて、人生のなかでも最も忙しい毎日を送ります。たいていの女性は生き生きとしていますが、この年代の女性のなかには、記憶力の衰えを感じていると訴える人もいます。

そのような女性の脳を見ると、思考系脳番地がとても発達している一方、聴覚系や視覚系脳番地はほとんど使われていないことが多いようです。日々、同じような雑務に追われ、聴

覚や視覚が使われていないことが原因です。

自分の脳にとってプラスとなるような刺激を与えないと、脳は活性化しません。すると、記憶力が衰えたように感じるのです。それを解消するのは簡単で、脳を働かせる、ただそれだけでいいのです。

そこでまずやるべきことは、毎日、カフェに出かけ、考えごとをするのです。二〇分程度でも結構です。あるいはカルチャースクールに通う。何かを学ぶ時間を設けることも大切です。それが無理なら、派手な下着を身に着けるだけでも脳は刺激を受けます。あるいは、森のなかで木に抱きつく、砂浜を裸足《はだし》で歩く、ご飯をじっくり味わって食べる、その程度のことでも十分です。

毎日同じ仕事をしていても、仕事以外の時間を使って脳に刺激を与えることは可能です。自分の感情を楽しませること、あるいは、これまで興味がなかったこと、苦手なことにチャレンジしてみるのもいいでしょう。いままでとは違うことをする、ただそれだけで、感覚系脳番地は大きな刺激を受けるのです。

そうそう、女性なら、駅の立ち食いそば屋で食事するのもお薦めです。女性一人で立ち食いそば屋に行き、麺をするのは、人の目が気になるかもしれません。「一人では飲食店に入れない」という人もいるはずです。しかし、そういう店にあえて入ってみることで、ちょっとした感動、興奮、ワクワク感、ドキドキ感を味わうことができます。すると、感情系脳番地が刺激されるのです。

恥ずかしいという気持ちは、自分自身が知らず知らずのうちにかけている足枷《あしかせ》です。それを外《はず》して、新しい体験をしてみてください。マンネリ傾向にある日常生活のなかで、非日常的な体験をすれば、脳は必ず元気になっていきます。

ちなみに男性なら、一人でおしゃれなカフェに行って、パフェを食べるのがいいでしょう。一人でおしゃれなカフェに行くことに、少し恥ずかしさを感じる男性が多いでしょう。ましてやパフェなど頼みづらいはず。しかし、脳のために、あえてそれをやってもらいたい……脳には大きな刺激になるからです。

神社を参拝するとヒラメくわけ

④ 行きつけの店を変える

新しい飲み屋を開拓するというのも、脳に大きな刺激を与えることになります。

飲み屋やラーメン屋など、誰にだって行きつけの店があるはずです。何年も通って慣れ親しんでいる店をやめて別の店に行くというのは、多くの人が躊躇《ちゅうちょ》することなのかもしれません。しかし、なぜ行きつけの店にばかり行きたがるのかといえば、ずばり、知らない店で失敗することを恐れているからなのです。

また、初めて行く飲み屋は雰囲気が悪いかもしれない、初めて行くラーメン屋は美味しくないかもしれない……そのような不安も頭をよぎるので、人はなかなか知らない店に行こうとしないのでしょう。

その点、行きつけの店なら、味も雰囲気も分かっているから安心。しかし、同じ店にばかり行っていると、やはり脳はマンネリ化していきます。刺激を受けづらくなるからです。

そこで、思い切って新しい店を開拓してみましょう。特にお酒が好きな人なら、趣味と実益を兼ねることができます。こうして選択肢を増やすことが大きな刺激になり、脳が活性化し、いつか活火山のようになるのです。

⑤　通勤ルートを変える

仕事に慣れると、自動に近い感覚で作業ができるようになってしまうという点は、すでに指摘しました。「効率よく仕事をしたい」「時間は無駄にしたくない」と考える人が大半だと思いますが、脳への刺激という観点からすると、効率的なら良い、というわけではありません。

繰り返しになりますが、効率よく働いている状況は、脳を使わなくても楽に作業をしている状況。それでは脳は何も考えなくなります。そしてその状態が続くと、脳は成長しなくなってしまうのです。

ただ、わざと仕事の効率を悪くすることは許されません。そこで、仕事以外の時間の効率を悪くすることをお薦めします。

たとえば通勤。仕事を終えて帰宅する際、あえて違うルートで遠回りしてみる。あるいは、最寄りの駅の一つ手前の駅で下りて家まで歩く。そんなことでも良いでしょう。

ここで何が重要かといえば、普段歩かない道を歩いたり、足を踏み入れない場所に行くという行為です。遠回りしたり、一つ手前の駅で下りて歩くことは、何となく無駄だと感じるかもしれません。ただ、その無駄が脳の良薬となるのです。

実際、私も、時間が空くとぶらぶらと散歩するようにしています。そして、その時間を利用して考えごとをするのですが、たとえば講演会で話す内容について考えたりしています。

知らない道を歩くことによって視覚系脳番地が刺激され、考えごとをすることで理解系脳番地が刺激されます。散歩は体だけでなく、脳にとっても有益な行為です。「哲学の道」は自宅の近くにもある、ということです。

⑥ パワースポットに行って疲れた脳を休める

仕事や人間関係など、生きていくうえでは、何かとストレスに遭遇するものです。だからといって誰とも会わずに家に引きこもっていては、なかなか気持ちが晴れないでしょう。

そんなときは家に閉じこもるのではなく、神社にお参りに行くことをお薦めします。何も考えずに参道を歩き、太陽の光を浴び、肌で風を感じれば、不思議と心が安らいでくるものです。

神社は、日ごろ使い過ぎている思考系脳番地を休め、気分を楽にしてくれる場所です。なぜなら、「神社はパワースポットだ、神々の力が働いている」と思うだけで、右脳の感情系脳番地が活発になるからです。

自然に意識を向けるだけでも、脳の感情系脳番地は働きます。また、パワースポットで、あたかもそこにパワーがあるかのように考えるだけでも、脳に癒《いや》しを与えます。だから、落ち込んだりストレスを感じたときは、ぜひ神社に行ってみてください。

なお神社では、神様にお願いごとをするのではなく、日ごろの感謝を伝えるようにしてください。

感謝には人の脳の感受性を向上させる働きがあります。すると、神社を参拝したあとは、ヒラメキが出やすくなるのです。

五〇代からは同い年の話を聞く

ところで私は、四〇代の頃、高校の同窓会にはまったく興味がありませんでした。医学部を目指していた私にとって、高校時代は楽しいとはいえないものだったからです。いつも勉強優先で、友だちとのつき合いは犠牲にしていました。そのため、高校の同窓会に出たところで何を話したらいいか分からず、だから同窓会への出席も躊躇していたのです。

しかしあるとき、友人の誘いもあり、思い切って同窓会に参加してみたところ、なんとなんと、想像以上に脳への刺激を受けることになってしまいました。高校時代にはまったく交流がなかった同窓生と話していても、なぜか共感できる部分があり、不思議な感覚を覚えました。

勉強ばかりだった私には昔話に花を咲かせるネタがないと思っていたのですが、ネタがないからこそ、実は新鮮だったのです。

同窓会とは、ただ単に人々が集まって昔話をするためだけのものではありません。このときの会は、一〇代の頃の友人たちと新しい経験をするためのものだったのです。結果、自分の記憶が新たに更新され、脳が大きな刺激を受けることになりました。

実際、同窓会の翌日、同窓生たちと新潟市内を歩いて観光したのですが、学生時代の遠足

より も強く印象に残りました。

「同窓会なんかつまらない」と思っていた私の偏見や食わず嫌いは、このときからなくなりました。同い年の人と会話することは、脳にとって非常に大事なことなのです。

そんな私の同い年の友人には「劇団四季」を運営している人がいて、その関係で以前、同劇団の『ノートルダムの鐘』を観に行きました。劇場で鑑賞して、作品の素晴らしさに感激しただけでなく、「同年代が苦労してこのような演劇に関わっている」と思うと、さらに大きな感動を得られました。そして鑑賞後には「自分も頑張ろう」と、大いに勇気づけられたのでした。

本書の担当編集者も私と同年代です。同年代の人と接すると、「私は一人ではない」という思いが、脳の奥深くから込み上げてきます。そうして私のなかには、生きる気力が満ちあふれてくるのです。

それは患者さんに対しても同じ。年齢が同じだと、同じ時代を共有していると感じます。すると、記憶系脳番地が刺激されていることを明確に自覚します。

同年代の人との体験は、私たちの記憶力をアップさせ、生きる意欲を刺激し、さらに思考系脳番地も強くします。だからぜひ、同年代の人たちと、積極的に交流してみてください。

男は肥満、女は喫煙でボケる

ここまで「成長する脳」について説明してきましたが、ここからは「ボケる脳」について記します。

先述の通り、脳の大敵はマンネリ化した生活であり、これがボケの原因になるわけですが、脳を蝕《むしば》むのは、それだけではありません。

近年、さまざまな国際学会に世界中からデータが寄せられ、「ライフスタイルそのものが脳に影響する」ということが明らかになっています。また、認知症になる原因に男女差があることも発表されました。

男性の場合は「結婚していない」「BMIが三〇以上」という人は、ボケる可能性が極めて高くなります。ちなみにBMIとは「ボディマス指数」といい、肥満度を表す指標。計算式は、体重（キログラム）÷〔身長（メートル）の二乗〕となります。たとえば身長一七〇センチの人の場合、体重八七キロだと、BMIは（$87 \div 1.7^2 =$）三〇・一となり、ボケる危険性が高まるというわけです。

一方、女性はどのような人がボケやすいのか？　ずばり、タバコを吸っている人です。

喫煙による害は散々語られているため、本書では詳しく解説しませんが、喫煙は血中の中性脂肪や悪玉（LDL）コレステロールを増やし、高血圧や糖尿病の危険性を高めてしまいます。もちろん、男性も喫煙すれば害を受けますが、女性のほうが認知症になりやすいという統計が出ているのです。ちなみに、喫煙によって認知症になる可能性が約四倍になるといわれています。

この認知症については、いま世界で、その予防に関して注目が集まっています。先進国を中心に人の寿命が延び、脳の老化に対する恐怖心が広がっているからです。

しかし、薬で認知症を予防し治療することは難しい状況です。だから、薬に頼らない「脳の医療」を推進していくべきではないかという意見が出ています。脳の医療とは、脳腫瘍《のうしゅよう》や脳梗塞《のうこうそく》などで壊れてしまった脳を治すものではなく、健康な脳の状態をキープする医療のことで、それが世界で注目を浴びているのです。

たとえば脳に良い食材についても発表されています。脳にとっては肉類よりも魚類のタンパク質のほうが好ましく、野菜や豆類を多く摂っている人のほうが認知症になりにくいようです。この脳に良い食材については、第六章で詳しく解説します。

それからオランダでは、「教育歴が長いほうが認知症になりにくい」というデータも発表されています。加えて教育歴では、専門教育よりも初等教育のほうが重要です。

基礎的な読み書き、体育、音楽、図工といった、運動系、視覚系、聴覚系、感情系脳番地にしっかり働きかける教育を受けることが、人間の認知機能を低下させないポイントになる――こうしたことが少しずつ明らかになってきました。

日本の玄関の上がり框の意味

ボケる脳にならないためには、適度な運動も必要です。世界的な統計を見ても、一日一時間以上運動している人と、まったく運動していない人では、認知症になる確率が違うということが分かっています。

人は運動をしないと、体だけでなく、脳も衰えてしまうのです。だからこそ、家のなかにも動ける空間を作っておきたいものです。

とはいえ、日本の家屋は欧米に比べると狭く、運動をするスペースを確保するのは難しいかもしれません。その場合でも、テレビを見ながら軽い体操をする程度のスペースなら、確保できるのではないでしょうか。ストレッチができるだけでも構わないのですから。ちなみに軽いストレッチでも、脳は活性化されます。

さらに可能であれば、家のなかに「人とコミュニケーションする空間」を設けるのが理想です。近所の人と玄関の内側で話せるスペースや、家族が集まりやすい居間を作り、人と話し、人の話を聞く習慣を付けて、聴覚系脳番地を伸ばすようにしてもらいたいのです。

私の故郷、新潟県長岡市寺泊《てらどまり》の実家の玄関はかなり広く、そこには上がり框《がまち》がありました。そこで祖母や母が、近所の人たちと四方山話《よもやまばなし》に花を咲かせていた光景を、いまでもよく覚えています。昔の日本人は、聴覚系脳番地の重要性を、すでに知っていたのかもしれません。

コミュニケーションは脳の栄養

さて、すでに述べた通り、社会的な孤立は脳の老化を促進させます。「アルツハイマー協会国際会議2017」（AAIC2017）でも、孤立の問題が指摘されました。

私もボケ防止のためには「脱・孤立化」がポイントだと思っています。人は孤立すると脳が働かなくなり、すると認知症が発症しやすくなるのです。周囲に友人がいるかどうか、普段から人との交流があるかどうかで、認知症の発症の可能性は大きく違ってきます。ですから四〇代や五〇代のうちに、孤立しないような人間関係を意識して作っておくべきでしょう。

そのためには、趣味も一人で楽しむものばかりではなく、社会と関わることができる何かを探すべき。それが生きがいになったら最高ですね。

たとえば町内会の行事などに参加するのもいいでしょう。行事で多くの人々と出会い、社会と関わり合うと、脳は確実に活性化するからです。

またその際には、従来とは違う立場に自分の身を置くべきです。たとえば、会社で役職に就いて多くの部下を従えてきた人は、行事の下働きを買って出る。あるいは、ずっと一人で仕事をしてきた人は、参加者のまとめ役になる。とにかく、これまでとは違う立場を経験するのです。するといった、脳の使い方が変化し、未熟なままで眠っていた脳番地が活性化していきます。

歳を重ねれば重ねるほど、他人との交流は少なくなっていくものです。しかし、人とコミュニケーションをとれば、聴覚系、視覚系、伝達系、思考系といった複数の脳番地を使うことになるため、脳をすくすくと成長させる機会が得られます。

情報は脳にとっての栄養。すると、コミュニケーション不足は栄養不足と同意になります。自分一人で得られる情報には限界があります。自分の知らない情報を与えてくれる交友関係を持てるかどうかが、脳を元気に保つための鍵になります。

「不便な家」が脳に良い理由

脳番地に刺激を与えて脳を健康に保っておくことは、認知症も防ぎます。そしてそのためには、自分が住んでいる家にも、ちょっとした工夫《くふう》が必要です。では、どのような工夫が必要かといえば、「動き回れる家」にすることです。

驚かないでください。家のなかは便利過ぎないほうが良いのです。家に効率性ばかり求めてしまうと、動き回る必要がなくなり、活動範囲が狭くなってしまうからです。それでは脳は確実に衰えていきます。

極端な言い方をすれば、不便な家のほうが、脳は活性化します。家事をする際の移動が増えるからです。

たとえば洗濯では、一階で洗濯して、階段を上がって二階のベランダで干す、という運動を毎日続けているだけでも、太腿の筋肉が落ちにくくなります。こうして階段の上り下りで体が鍛えられると、それが脳にも良い影響を与えるのです。

それから、和室では運動量が増えることをご存じですか？　畳で寝転がった状態から立ち上がるときをイメージしてください。腹筋をバッチリ使うではないですか。昨今は和室よりも洋室のほうが増えているかと思いますが、椅子やソファから立ち上がるだけでは、あまり腹筋を使いません。そのため、歳をとったら和室での生活をお薦めします。

実際は、「便利な家のほうが良い」と考える人が多いでしょう。しかし、いまこの瞬間は楽をできるかもしれませんが、「若い頃に楽な家に住んだら、歳をとったらボケる」と思ってもらって間違いありません。人生一〇〇年で考えたときに、どういう家に住むのが理想的かを考えたら、「体を強くしてくれる家」であることは間違いないのです。よって、家を建てる際に「脳の老化を防ぐ」ことを重視するのなら、バリアフリーも考えものです。たとえば段差がなければ、家のなかには危険がなくなるかもしれません。しかし、バリアフリーによって足元への注意が払われなくなり、運動系脳番地はもちろん、視覚系脳番地も衰えてしまうことになります。

近年、快適になったのは家だけではありません。電話も同様です。以前は、よく電話をかける恋人や友人の番号をいくつも覚えていたはず。しかし、携帯電話には電話帳の機能があり、一度登録してしまえばボタン一つで電話をかけられ、番号を覚える必要はなくなりました。これは脳を使う機会が一つ失われたことを意味します。

また、文字を書く習慣が減ったことも脳を老化させています。手書きで済むことも、わざわざパソコンで作成している人も少なくないでしょう。

とにかく便利過ぎる生活というのは、体だけでなく、脳の老化も加速させます。だから便利な機械に頼ってばかりいないで、たまには率先して不便な思いをして、あえて脳に仕事をさせてください。

私は自宅の室内で犬を飼っています。そして、この犬が部屋から部屋に移動しないよう、五〇センチほどの高さの柵を作っていますが、私が移動するときも、いちいちこの柵を跨《また》がなければなりません。そのため、知らぬ間に脳の視覚系や運動系脳番地、加えて腹筋が鍛えられていることになります。

家のなかに脳が休める空間を

最近は雑貨屋などに行くと、キッチン用品や掃除用品、そして便利グッズなどがたくさんあります。そのため家事も、昔に比べると、ずいぶん楽になったのではないでしょうか。スーパーでお惣菜《そうざい》を買えば料理をする必要はないし、自動食器洗い機まであります。ボーッとテレビを見ているうちに家事は済んでしまう時代なのです。

しかし前述した通り、家事を行うことは効果的な脳トレです。家事は段取りを考えながら、体をこまめに動かすので、理解系や思考系、さらに視覚系や運動系など、いろいろな脳番地を使うことになり、脳が活性化します。あえて便利な道具を使わないで、自分の手足を使って家事をすれば、脳の老化を防ぐことができるのです。

また家については、「動き回れる家」や「少し不便な家」であれば完璧というわけではなく、「脳が休める家」であることも重要です。

人は朝日が昇ると活動を始め、夕日が落ちて暗くなったら家に帰り、十分な休息をとらなくてはなりません。そうした一日のサイクルを守ることが、それぞれの脳番地を伸ばすのです。当然、脳が休める空間も必要になります。

かくいう私は人より視覚が敏感なので、夜は完全に光を閉ざせるように、そして朝は太陽の光で目覚めるように工夫しています。

田舎暮らしなら、鳥のさえずりで目が覚めるということがあるのかもしれません。そのような「自然の変化を感じられる家」が、脳を休めるのに理想的な家です。

また、家は鉄筋コンクリートではなく、床、壁、天井《てんじょう》まで木で作られ、家に入った瞬間に木の香りに包まれるような、なるべく自然と近い環境が理想です。自然を感じることも、また脳に良い影響を与えるからです。

引きこもり脳の五つのサイン

脳機能に関する国際学会に参加するため、アメリカのシアトルに行ったときの話です。オフのある日、同行していた息子と二人で海に出かけ、地元の漁師と交渉して船をチャーターし、サーモン釣りを楽しみました。

私の祖父は生前、信濃川《しなのがわ》の河口で鮭《さけ》漁をしていたのですが、私が子供の頃に鮭の話をしてくれたことがあります。それ以来、鮭を釣るのは私の夢だったのですが、四〇年以上も抱いていた夢を、まさかシアトルで実現することになるとは、まさに夢にも思っていませんでした。船上では魚群探知機でサーモンの回遊層を探しながら、トローリング漁法でたくさんのサーモンを釣り上げました。

私と息子が沖に出ていたのは、せいぜい五時間程度です。この訪米はあくまでも学会に参加するためのものであり、実際に私は四日間にわたって学会に足を運びました。しかし、帰国後にこのときの訪米を振り返ると、やはりサーモンを釣ったことばかりが思い出されます。

夢を実現できる機会、あるいは何かに挑戦できる機会が訪れたら、絶対にそれを逃してはなりません。心身ともにリフレッシュする絶好のチャンスになるからです。

ところが歳を重ねると、せっかく旅行していても、「私はいいです」などと引っ込み思案になり、ホテルに閉じこもってしまう人がいます。それでは、脳をリフレッシュするせっかくのチャンスを逃してしまいます。

旅先ですら引きこもりがちな人は、普段の生活ではもっと引きこもっていることでしょう。それではボケる可能性が極めて大。要注意です。

引きこもることの問題点は、脳に刺激が入りにくくなること。家にずっといるのが問題なのではありません。その証拠に、家にいることが多い主婦が、会社に出勤して働いている夫よりボケやすいという話は聞きません。

むしろ会社で慢性的に事務仕事をしている人のほうが、引きこもりがちな脳になっているようです。そのため、働く中高年が鬱病に悩むケースも少なくありません。発達障害の大人にも、引きこもりがちな脳の傾向がしばしば認められます。

ちなみに、引きこもりがちな脳のサインは、主に以下の五つです。

① 新しい話題についていけない
② 人の話や会議の内容が耳に入ってこない
③ 何をしても感動がない
④ 片づけや整理整頓が億劫《おっくう》だ
⑤ 思い立って外出することが少なくなった

三つ以上の項目に該当したら、引きこもりがちな脳になっている可能性があります。いますぐ周りのことに興味を持つように努めてください。多少無理やりでもいいので、積極的に周りの人とも交流してみてください。

分からない言葉を調べると脳は

ボケる脳になる前段階が引きこもりがちな脳。そうなってしまうのには、大きく二つの原因があると考えています。

一つは記憶する力の衰え。そしてもう一つは、加齢によって新しいものを肯定する考えが乏しくなっていることです。引きこもりがちな脳には、「記憶できない」「肯定できない」という二つのマイナス要素があるため、新しい話題や情報を取り込むことができなくなります。

しかし、どんなことにも興味を持つように心がけてもらいたいものです。そうするだけで、何歳になっても新しいことを吸収できるようになるからです。

そこで私が提案したいのは、「分からない言葉を調べるトレーニング」——。

テレビを観たり、新聞や雑誌を読んでいると、ときどき知らない言葉が出てくることがあります。専門用語や、最近使われるようになったカタカナ言葉など、初めて触れる言葉があるはず。そして、そのような言葉に触れたら、そのまま放置するのではなく、その意味を調べる習慣を付けてもらいたいのです。それが「分からない言葉を調べるトレーニング」です。

知らない言葉に触れるたびに調べるのは面倒だという人は、手帳などにリストアップしておいて、一週間に一度、まとめて調べてもいいでしょう。

調べる方法は、インターネットでも辞書でも何でもかまいません。とにかく「知る努力をする」ことが重要なのです。

私の父は、以前から『現代用語の基礎知識』（自由国民社）を座右《ざゆう》に置いて、ことあるごとに開いて調べています。そんな父を見て、私自身も、もっと学ばなければいけないと反省してきました。

一週間に五個から一〇個の言葉を目安に、新しい単語を覚えていけたら理想的。言葉を覚えるという行為は、記憶系脳番地と好奇心を同時に刺激するからです。

また、二つの新聞や類似の雑誌を比較して読んでみるのもお薦め。二紙を比較しながら読むことで、脳内での情報処理能力がアップするからです。

定年を迎えると、勉強する機会はどんどん減っていきます。そこで新聞や雑誌を比較しながら、いろいろな脳番地を活動させましょう。

記憶力を鍛えるストレッチ

人の話を聞いても中身が頭に入ってこないのは、記憶力に関係があります。人は何かを覚えよう、記憶しようとするときに、海馬をうまく働かせる必要があります。

海馬とは、前述の通り記憶の蓄積に深く関係する脳の一部で、この部分が機能していないと、記憶力は低下します。子供の脳では海馬が自然と機能しているのですが、加齢とともに、どうしても休みがちになってしまいます。また海馬は、生活のリズムが乱れても、集中力を欠いても、働かなくなります。

そこで海馬などに刺激を与え、脳の記憶力を高めてもらいたいものです。次ページ図表10の「8の字スクワット・ストレッチ」は効果的なのでお薦めです。

① 左手でタオルを持ち、腰を落として立ち、左の腿の下を通して右手に持ち替える。
② 右手でタオルを持ち、右手を前方、頭の上に持っていきながら足を伸ばす。タオルを目で追い、体を伸ばすイメージで行う。
③ 右手を伸ばしたまま、背泳ぎのように腕を後ろに回し、腰を落として右の腿の下で、タオルを後ろから左手に手渡す。
④ 今度はタオルを持った左手を前方、頭の上に持っていきながら足を伸ばす。②と同様、タオルを目で追い、体を伸ばすイメージで行う。

①から④を一〇回繰り返してください。ポイントは、大きく、ゆっくり行うことです。

このストレッチは、手足を動かして、体の左右の動きを連動させるため、小脳や運動系を

図表10　8の字スクワット・ストレッチ

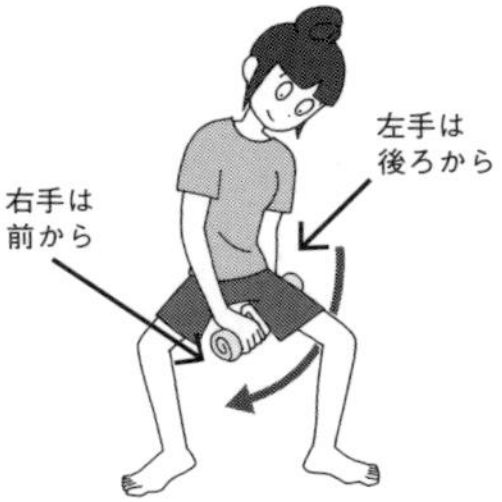

① 肩幅より広めに足を開き、左手に丸めたタオルを持つ。腰を落としたまま、左の腿の下でタオルを右手に持ち替える。

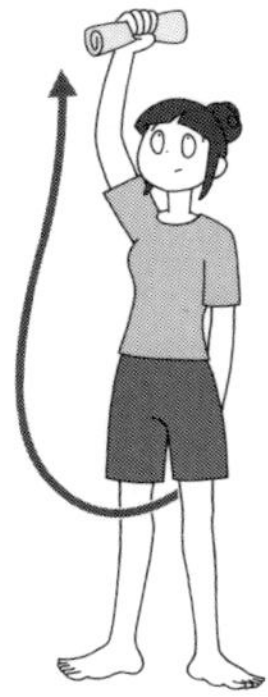

② タオルを持ち替えた右手を前方から頭の上に伸ばす。同時に足も伸ばし、目は右手の動きを追う。

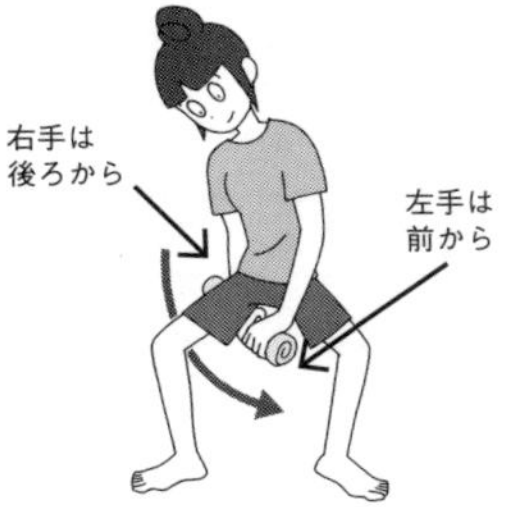

③ 次に右手を伸ばしたまま、背泳ぎするように腕を後ろに回す。徐々に腰を落として、タオルを右の腿の下で左手に持ち替える。

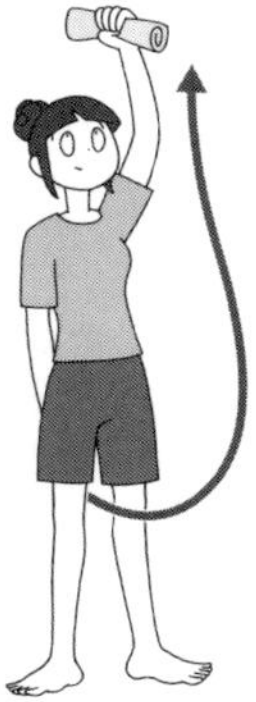

④ ②と同じように、タオルを目で追いながら左手を前方から頭の上に伸ばす。①～④を10回繰り返す。

刺激します。また、タオルを目で追い、腿の下でタオルを渡す動作では、視覚系脳番地や空間認知力を高めます。加えて、日ごろの体の歪《ゆが》みも、このストレッチで矯正《きょうせい》することができます。

激しい運動ではないので、何歳になってもできるはずです。毎日、繰り返し行ってください。

お手玉運動で視覚系と運動系を

お手玉も脳を活性化させる運動です。そして、お手玉は丸めた新聞紙で代用できます。以下の通り行ってください。

① 新聞紙を右手と左手に一ページ分ずつ持ち、同時に丸めていく。
② 右手で丸めた新聞紙を上に投げ、直後に左手の新聞紙を右手に渡す。
③ 落下してきた新聞紙を左手でキャッチする。
④ 慣れてきたら足踏みしながら行う。

まずは①。左右の手でそれぞれに新聞紙を丸める際、普段から両手を同時に動かす機会が少ない人は、手の動きが止まってしまいます。右手に意識が集中すると左手が止まり、左手に意識が集中すると右手が止まるのです。しかし、この訓練をするだけで両手を同時に使えるようになり、運動系脳番地が鍛えられます。

次に②ですが、重要なのは上に投げた新聞紙を目で追うことです。というのも、人は眼球を動かすと脳の働きが活発になり、さらに視覚系脳番地も鍛えられるからです。

ちなみに、眼球は六本の筋肉（外眼筋）で支えられており、上を見る、斜め右上を見る、斜め左上を見る、下を見る、斜め右下を見る、斜め左下を見る際に、すべて違う筋肉を使っています。だから目を動かせば外眼筋が鍛えられ、それと同時に視覚系脳番地も発達していくのです。

また、左手の新聞紙を右手に渡すのは、目で見ながらはできません。目は上に投げた新聞紙を追っているからです。そのため、左手で投げた新聞紙を右手でキャッチするには、両手の位置関係を意識する必要が生じ、これを繰り返せば、視覚系と運動系脳番地を鍛えることになります。

そして③の落下してきた新聞紙をキャッチするという動作。キャッチする際にも、やはり新聞紙をよく見る必要があります。これも②と同様、視覚系と運動系脳番地を同時に使うことになります。

図表11　新聞紙を使ったお手玉運動

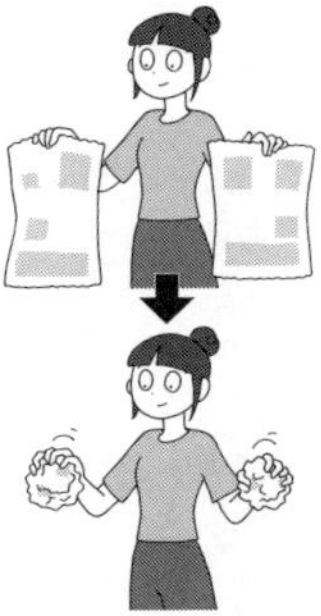

① 右手と左手に一枚ずつ新聞紙を持って、同時にゆっくりと丸めていく。ボールのようにまん丸にする。どちらかの手が止まらないよう注意する。

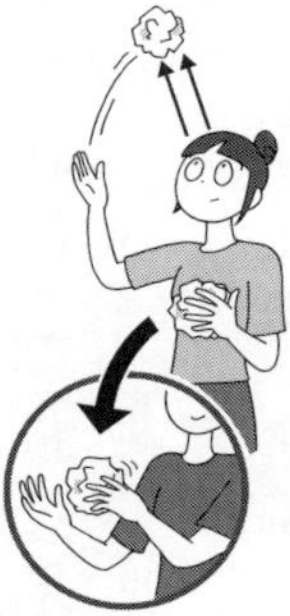

② お手玉の要領で、右手で丸めた新聞紙を上に投げる。可能な限り高く投げて、それをしっかりと目で追うようにする。また、直後に左手で丸めた新聞紙を右手にしっかりと渡す。これは目で追わず、両手の感覚だけで行う。

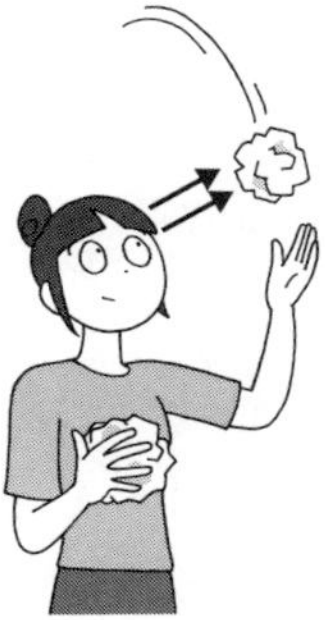

③ 落下してきた新聞紙を左手でキャッチする。キャッチするまで新聞紙から目を離さず、タイミングよくつかむことを心がける。しっかりつかもうとすることで、思考系脳番地が鍛えられる。

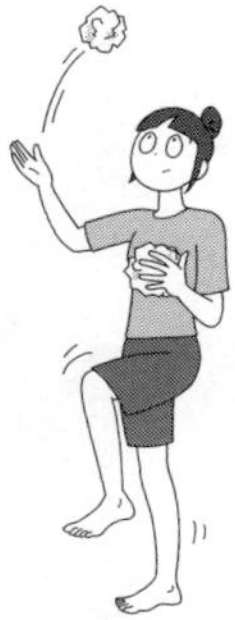

④ お手玉運動をしながら足踏みをする。ドラム演奏のように両手両足を動かすことになり、視覚系や運動系脳番地を鍛えることができる。普通にお手玉をするよりも大きな効果が得られる。

落ちてくる新聞紙をよく見ながら、タイミングよく左手でキャッチしてください。しっかりつかもうとすることで、思考系脳番地が鍛えられ、意志が強くなり、やる気も出てきます。

①から③をスムーズにできるようになったら、④にもチャレンジしてみましょう。たかが足踏みでも、一つの動作が加わるだけで①から③をこなすのが難しくなりますが、複数の動きを同時に行うことで、より効果的に運動系脳番地を鍛えることができます。また、両手両足を動かすと、それだけで脳への効果的な刺激となります。

時間厳守の人がボケないわけ

ボケる脳に近づくと、誰でももの忘れがひどくなるものです。「俳優の名前が思い出せない」「漢字を忘れた」などということもあるでしょう。

記憶の蓄積に関係する海馬は、四〇代後半から小さくなっていきます。とはいえ、もの忘れがひどくなるのは加齢による影響だけではありません。

四〇歳を過ぎた大人は、学生のように定期的にテストを受ける機会がありません。そのため、仕事でもプライベートでも、「暗記しないといけない」という状況には追い込まれません。別の言い方をすれば「海馬に刺激を与える機会がない」ということ。だから、もの忘れをするようになるのです。

ただ、脳の全体が一気に衰えることなどあり得ません。ゆえに、もの忘れがひどくなってきたからといって、「私の脳は衰えてしまった、もう駄目だ」と諦める必要などありません。いや、諦めたら、そこで脳の成長はストップしてしまいます。

老化とともに減っていく脳細胞があるのは事実です。しかし、脳に刺激や情報を与えることで、四〇代や五〇代から成長する細胞もあります。傾いてきた樹木が根を張りだして幹を支えるように、脳のある部分が衰えたら、別の部分を活性化させればいいだけの話なのです。

脳の活性化という観点からいえば、もの忘れが激しくなったと悩んでいるくらいなら、旅行などの予定でも組んだほうがいいでしょう。先の予定を決めて、当日を迎えるまでの間をワクワクしながら待つことは、脳にとって良い刺激になるからです。

これは前述した、時間を意識すると脳が活性化するという話にもつながります。農業や漁業をしている人の多くが体だけでなく脳も元気なのは、毎日天候を見ながら、収穫のときを意識して行動しているから。彼らはそのための予定を組み、絶えず時間の流れを意識しているのです。

時間を厳守する人はボケにくく、逆に時間にルーズな人はボケやすいのも事実。そのため仕事やプライベートにおいて、一日の予定を手帳に細かく書き留める習慣を付けるのがいいでしょう。いつも予定を立てて行動するだけで、ボケる可能性は確実に減少します。

年齢を二〇歳以上サバ読む効用

さて、病気について語るときに、「気の持ちよう」という言葉がよく使われます。しかしそれは病気だけでなく、年齢についても同じだと思います。

実際、実年齢は六〇歳でも四〇歳のつもりで行動していれば、自然に体を動かす機会が増えていき、本当に四〇歳であるかのような若々しさを手に入れることができるのです。

人間は必ずしも歳相応の行動をとらなければならないわけではありません。「高齢者だからゆっくり歩かなければならない」などという決まりもないでしょう。

かくいう私は五七歳ですが、五〇歳を引いて七歳のつもりで未来の夢を考えています。さらに朝に起きたら、二八歳のつもりで一日を始めています。そうありたいと思う年齢の自分として行動すると、脳は本当にその年齢の状態になっていくからです。私の場合、自分が最も生き生きとしていた二八歳のつもりでいると、脳も同様に活性化していると感じます。

ですから、皆さんも二〇歳くらいはサバ読むくらいの気持ちでいるべきだと思います。それが自分を奮い立たせる原動力にもなるからです。

ボケる脳を遠ざけて、成長する脳を手に入れるためには、実はこの点が非常に重要だと思っています。

新しいボケの原因は頭部の打撲

二〇一七年、力士のあいだで起きた傷害事件がマスコミを賑《にぎ》わせました。私もテレビや雑誌の報道を見ましたが、まるで映画を観るような感覚を覚えました。アメリカの俳優ウィル・スミスが主演を務めた二〇一五年公開の映画『コンカッション』を思い出したからです。

実話をもとに製作されたこの映画は、アメリカンフットボール選手と慢性外傷性脳症（CTE）との関連を発見したナイジェリア人法病理学者、ベネット・オマル氏の半生を描いた作品です。

実際、現役を引退したフットボール選手が、精神障害や認知症になったり、最悪の場合は自殺してしまうケースもあるそうです。しかし、アメリカ脳神経外科学会は、長年、アメリカンフットボールが脳に与える影響について否定してきました。

なぜ、頑《かたく》なに否定していたのか？　同学会はアメリカンフットボール協会に買収されていたからです。しかしオマル氏は、脳の病理解剖《かいぼう》の結果を慢性外傷性脳症として発表、それから大きく流れが変わりました。

頭に打撲を受けて慢性外傷性脳症になった患者の脳組織を分析すると、大脳の表面に広がる大脳皮質に「リン酸化タウタンパク質」（ｐ－ｔａｕ）を含む「神経原線維変化」（ＮＦＴ）や、アミロイドβ《ベータ》などが認められるようになります。これはアルツハイマー型認知症の患者と同様の状態で、場合によっては、認知症だけでなくパーキンソン病を引き起こすことも明らかになりました。

現在では研究により、軽度の頭部交通外傷であっても慢性外傷性脳症を引き起こす場合があることが分かっています。この研究では動物モデルも確立しており、認知症の発症のメカニズムの解明に貢献することが期待されています。

また、二〇一七年に「ＪＡＭＡ（アメリカ医師会雑誌）」に報告されたボストン大学神経学科助教授、ジェシー・メッツ博士の論文は、アメリカンフットボールに限らず、格闘技やサッカーなど、接触プレーのあるスポーツ、あるいは軍隊にも、同様の危険性があると警鐘を鳴らしています。

実際、軍隊で頭部を打撲した将校が一ヵ月後に業務に復帰し、その後の一〇年間はまったく問題がなかったのに、一二年後に認知症を発症したという報告もあります。

要するに、ボケたくなければ交通事故に気をつける、頭をぶつけない、誰にも叩《たた》かれない……なども重要な予防策だということです。

ボケを予防する二〇の行動

ボケを予防する方法はほかにもあります。以下の二〇項目を心がけるだけで、ボケる脳になる可能性は格段に減ります。なかには前述したことと重なるものもありますが、脳を活性化することが重要なので、あえて繰り返して挙げます。

①　高血圧や糖尿病など生活習慣病に注意する
②　睡眠障害に気をつけ午前零時前には就寝する
③　一日の生活時間のサイクルを崩さない
④　毎日スケジュールを守って生活する
⑤　食事は腹八分目を限度とする
⑥　毎日体重計に乗り健康への意識を高める
⑦　ビタミンCとEを摂取する
⑧　酒は嗜《たしな》む程度に留める
⑨　サンマ、イワシ、サバなどの青魚を食べる

⑩ 痩せ過ぎは低栄養になるため注意する
⑪ 利き手と逆の手で歯を磨く
⑫ 配偶者や周囲の人との交流を大切にする
⑬ 家事をすると同時に足腰と手先の運動をする
⑭ 下半身の筋力を維持する運動をする
⑮ 一〇〇歳まで生きることを前提に目標を持つ
⑯ 仕事以外にスポーツや趣味の時間を持つ
⑰ 実年齢より二〇歳若いと思い込んで生きる
⑱ 自分に合った独自の健康法を探す
⑲ 日々の行動を整理するために日記を書く
⑳ 朝日を眺め自然に回帰する機会を作る

以上の二〇項目を習慣にして過ごすだけで、元気な脳を保てるようになります。毎日、二〇項目すべてをこなすのは難しいかもしれませんが、まずは少しずつ始めてみてください。ただ、たくさんこなす人のほうが必ず長く元気でいられるので、ぜひ日々精進《しょうじん》してください。そうすれば、ボケる脳は成長する脳にどんどん変わっていきます。

第四章　脳が若返り続ける人たち

す。

海馬が発達していた渡部昇一氏

脳を育てる方法はたくさんあります。ただし、脳を活発化させるには「楽しい」と感じられなければなりません。脳も疲労するので、楽しくないと動かし続けることはできないのです。

よって、自分が楽しいと思える趣味や生きがいを持って生活するのが最も大切になります。「仕事が趣味」という人なら、一生続けられる仕事を見つけるべきでしょう。

とはいえ、誰もがそのような天職に就けるわけではありません。だからこそ、なるべく早い時期に、自分の生き方をよく見つめ直す必要があるのです。

もしいま五〇歳だったら、「人生がまだ半分残っている」という気持ちを持って、何か新しいことを始めるべきです。

そこで本章では、自分の脳に対して前向きになれるよう、私がこれまで見てきた著名人の脳について語っていきたいと思います。多くの業績を残した著名人の脳を学べば、今後いかに生きていくべきなのか、そのヒントが見つかるはずです。

まずは上智大学名誉教授の渡部昇一《わたなべしょういち》氏（故人）です。

以前、私は渡部氏の脳をＭＲＩで撮影させてもらったことがあります。すると、氏は「知の巨人」といわれるだけあって、凄《すさ》まじい脳の持ち主でした。記憶を司る海馬が、尋常《じんじょう》ではないくらい発達していたのです。

渡部氏は若い頃からラテン語の詩を覚えるなど、「記憶する習慣」があったそうです。だからこそ、海馬が大きく発達していたのでしょう。さらに渡部氏の脳は、言語を扱う脳番地や、言語や文章を理解する脳番地も桁違《けたちが》いに発達していました。

これは私の推測ですが、膨大な量の本を読み、知識、知性、知恵を蓄えてこられた渡部氏は、無意識に脳内で情報を整理する習慣があったのではないでしょうか。新しい情報を脳にインプットしたときに、それを脳のどの部分に置いて、必要なときにどう取り出すのか、渡部氏は極めてスムーズに行っていたような気がします。

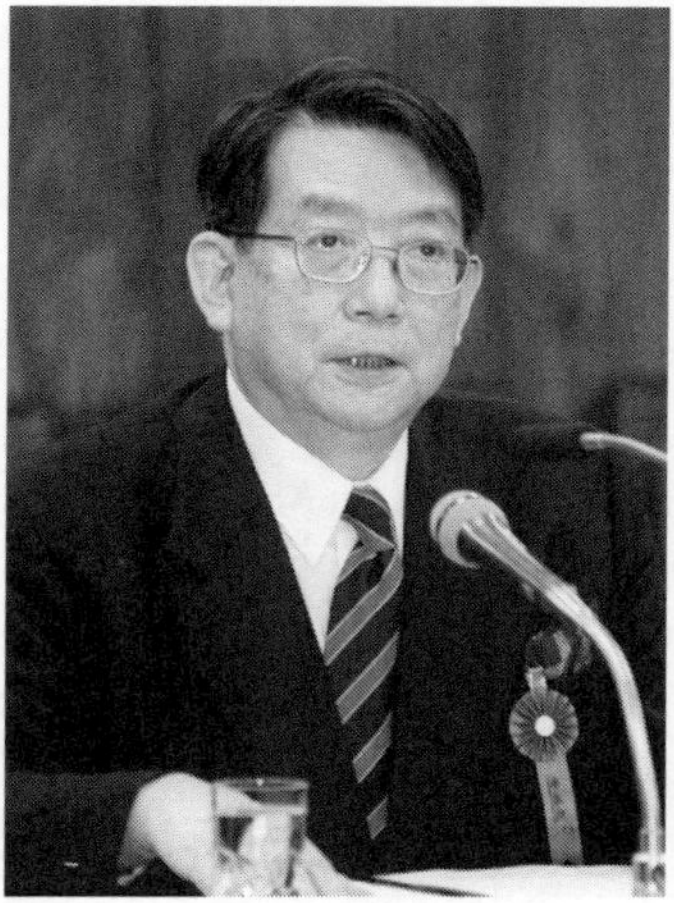

渡部昇一氏

渡部氏のように情報を記憶する習慣がある人は、認知症になりにくいといわれています。そこで、記憶する対象は料理のレシピでも好きな歌の歌詞でも何でもかまいませんので、楽しくなれることを記憶する習慣を持ちましょう。脳のためにとても良いことです。

脳におしゃべりの超高速道路が

二〇一八年七月四日に日本テレビ系列で放送された『1周回って知らない話』で、黒柳《くろやなぎ》徹子《てつこ》氏の脳を分析する機会に恵まれました。

黒柳氏は八四歳になっても活躍されている超一流の芸能人です。脳画像を見る前から、いったいどんな脳をしているのだろうかと、ワクワクしていました。そして結論からいえば、氏の脳は「すごい！」の一言だったのです。

では、具体的に何がどうすごいのか？　番組で私は、以下のように五つの特徴を提示しました。

① 早口の理由は超高速情報処理能力
② 若さの秘訣！　好奇心が赤ちゃん並み
③ 衝撃!!　記憶力が国宝級
④ 徹子の弱点！　超依存体質
⑤ 恋愛注意！　男性に騙《だま》されやすい

まず、黒柳氏の早口の理由は超高速情報処理能力にあるという点ですが、氏は左脳の理解系脳番地が凄まじく発達しています。この部分が発達していると、会話をしているときに相手の話を素早く理解して、すぐに言葉で表現できるのです。つまり質問をされた場合、瞬時に答えを述べられるということです。

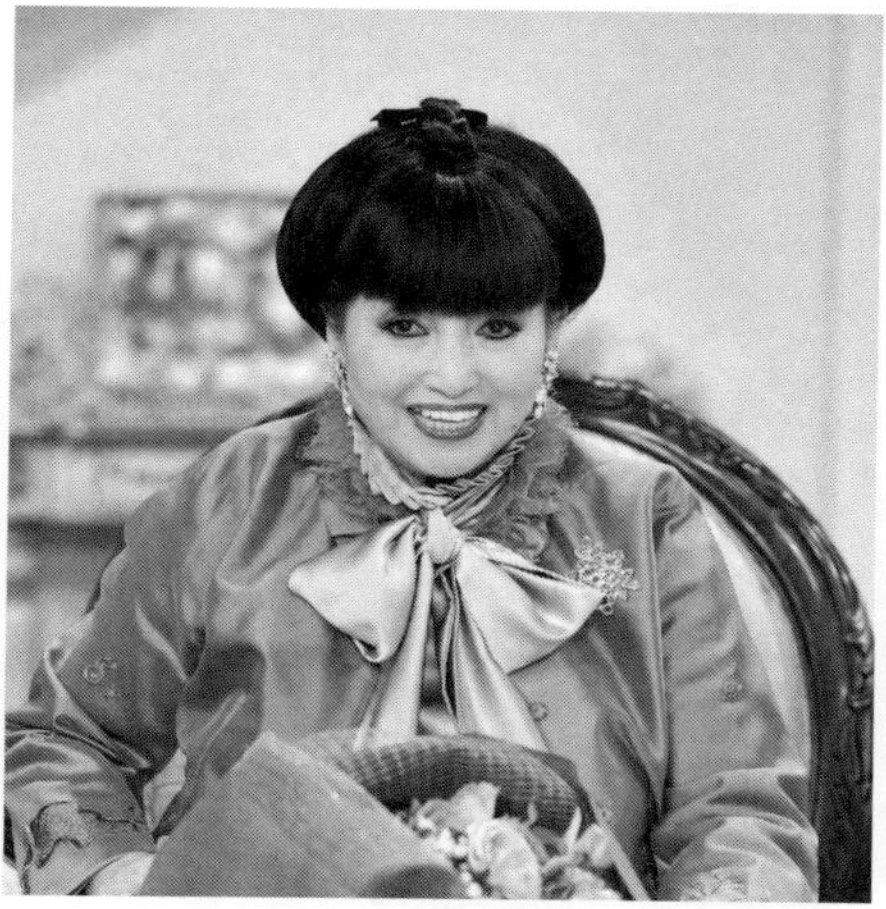

黒柳徹子氏

番組では五〇歳の男性の脳と比較するかたちで黒柳氏の脳のすごさを解説したのですが、男性の脳は理解系脳番地の部分が真っ白だったのに対して、黒柳氏の脳は真っ黒に写し出されました。だから私は、「黒柳さんは脳におしゃべりの超高速道路を持っている」と結論づけました。

要するに、情報処理速度が速いということ。その速さたるや、一般的な人の一〇倍になります。つまり、普通の人が時速八〇キロで走行しているなか、氏は時速八〇〇キロもの速さで走っているようなものなのです。だから八四歳になってもあれほど早口に、次から次へと言葉を発することができるというわけです。

また黒柳氏の理解系脳番地を見て、即断即決が得意だということも分かりました。そこで私は、その一例として、「買い物では、あっという間に買ってしまう。ほかの人には迷っている瞬間が見えないかもしれない」という話をしていました。

番組では、実際に黒柳氏がショッピングモールの洋服屋で買い物をする様子が紹介されました。すると店内に入るやいなや、欲しいと感じた洋服を、次から次へと買い物カゴへ入れていきました。

もちろん、目に入った洋服を闇雲《やみくも》にカゴに入れていたわけではありません。その証拠に、店員から勧められた際には、瞬時に欲しい服といらない服を見極め、好みの服だけをカゴに入れていたのです。

やはり黒柳氏は理解系脳番地が凄まじく発達している……だから瞬時に判断できる……とはいえ、たった三〇分で四三点ものアイテムを購入したのには驚きましたが。

黒柳徹子氏の赤ちゃん並み好奇心

黒柳氏は、ほかの人と比べると、非常に好奇心が旺盛です。なぜそう分かるのかというと、側頭葉にある聴覚系脳番地が発達しているからです。

この部分が発達している人物は、人の話を聞く力が優れている傾向にあります。聴覚系は、本来、一歳から二歳のあいだに発達しやすい部位。八四歳になってもなお、この部分が凄まじく成長しているということは、純粋な気持ちで人の言葉を聞いていることを意味しています。

黒柳氏は情報の入り口が研ぎ澄まされており、それが好奇心の源になっているのだと思います。だから私は、「赤ちゃん並みの好奇心で、八〇歳を過ぎても脳がどんどん成長している」と断言しました。

もちろん、聴覚系脳番地が成長した背景には、黒柳氏の仕事歴にも理由があります。氏が司会を務める人気トーク番組『徹子の部屋』（テレビ朝日系列）は、一九七六年の放送開始以来、四三年も続いており、これまで一万人以上のゲストを迎えたといいます。つまり、氏はそれだけ多くの人の話を聞いてきたわけです。普通の人は、一万人もの人の話を直《じか》に聞く機会などありません。

このようなトーク番組でゲストとコミュニケーションをとることもまた、黒柳氏の脳を鍛えるのに一役買っています。

それから、黒柳氏は「回遊魚と一緒で止まっていたら死んでしまうくらい、動きながら情報を集めるタイプ」だと分析しました。番組では、ショッピングモールを歩く氏を撮影したのですが、やはり自分の気の向くままに、ゲームセンターやペットショップに入店し、クレーンゲームで遊んだり、犬と戯れたりしたのです。

とても八四歳とは思えないバイタリティ。行きたいところに行って、やりたいことをやる、これは脳に大きな刺激を与えます。黒柳氏の若さの秘訣は強い好奇心にあるということがよく分かりました。

また、八四歳になっても記憶力がまったく衰えていないことも、黒柳氏の脳の特徴です。番組では、氏が昔の話をよく覚えているというエピソードが紹介されましたが、脳画像を見ると、やはり左脳の記憶の容量が多いことが分かりました。氏の脳は、ほかの人より三倍から五倍ほど多くのことを記憶しているのです。六〇代の女性と比べてみても、やはり左脳が三倍程度も発達していました。

黒柳氏のように左脳が発達をしている人は、活字中毒であるケースが極めて多い。すると会話をするときも、話の内容を頭のなかで言葉として覚えていきます。画像や映像は右脳、言葉や会話は左脳で記憶するのですが、氏は主に左脳を使って、過去の記憶を言葉や会話で覚えているのではないかと思います。そしてその能力が高いからこそ、氏の記憶系脳番地はまったく衰えていないのです。

ちなみに普通の人は、六〇歳頃から記憶系脳番地が衰えがちになり、話しているときなどに言葉が出てこなくなったり、人の名前が思い出せなくなったりします。

黒柳徹子氏の脳の弱点とは

黒柳氏の脳画像を見て、氏の弱点も明らかになりました。それは超依存体質だということです。脳の頭頂部あたりにある自制心を司る部分が、あまり発達していなかったのです。

この部分が発達していないと、整理整頓やスケジュール管理が苦手な傾向にあります。そして一方では、その場その場で場当たり的に生きている傾向が強い。好きなものが目の前にあると、周りが見えなくなってしまうということです。

番組では、氏がアイスクリームに依存し、アイスクリーム屋を見つけるたびに購入している姿が紹介されていました。健康を慮《おもんぱか》って事務所の社長が止めても食べてしまう。何個ものアイスクリームを頰張《ほおば》り続けた氏は、やはり依存体質の傾向があるということです。

ただ、こうした脳の持ち主は、逆に自分の能力を最大限に発揮できるタイプです。だから氏は人気タレントとして、長年にわたって活躍を続けてこられたのではないでしょうか。

さらに黒柳氏は、男性に騙されやすい傾向があるようです。この点については、氏も小さいときから自覚していたようです。だから騙してきそうな人の側には近寄らないようにしていたといいます。やはり只者《ただもの》ではありません。自分を冷静に分析する能力にも長《た》けている、ということです。

また番組では、黒柳氏が興味深い話をしていました。ＮＨＫ放送劇団の一員として活躍していた二〇代後半、過労で入院したことがあるそうです。医者からは「このままやっていたら死ぬよ」といわれたそうですから、よほどひどい状態だったのだと思います。そして退院の際、「もう二度と病院に入りたくないので、死ぬまで病気をしないようにするには、どうすればいいですか？」という趣旨の質問をしたのだそうです。すると医者は、「好きなことだけやって生きなさい」と答えた、と――。

好きなことをやれば、脳は大きな刺激を受けます。この刺激が脳を元気なままに保ちます。黒柳氏は、まさにこれを体現しているのです。

そう、黒柳氏は好きなことだけを一生懸命続けてきたからこそ、いまの元気な姿があると、断言します。

右脳で話す古舘伊知郎氏

また数年前、バラエティ番組『フルタチさん』（フジテレビ）で、フリーアナウンサーの古舘伊知郎《ふるたちいちろう》氏の脳を分析する企画があり、協力させてもらいました。

私は以前から古舘氏のファンで、氏があれほどまでに「おしゃべり」なのは、どの脳番地が発達しているからなのだろうかと、ずっと不思議に思っていました。

実際に古舘氏の脳を見るまでは、若い頃から競馬やプロレス中継の実況をされていたということで、視覚系脳番地が発達しており、見たものすべてを言葉にするようなシステムが構築されているのだろうと想像していました。しかし、私の想像は見事に外れました！ 古舘氏の脳では、視覚系ではなく、聴覚系脳番地が凄まじく発達していたのです。

撮影時、古舘氏と会った私が、「ポテトサラダを反対からいってみてください」と逆唱問題を出すと、氏は即座に「ダラサトテポ」と答えられました。

普通の人は「ダ・ラ・サ・ト・テ・ポ」と断続的になり、言い切るのに六秒から八秒程度かかります。しかし、古舘氏はわずか一、二秒で答えたのだから驚きです。

ポテトサラダのような言葉を逆唱する際には、伝達系脳番地を使います。だから、この脳番地が未熟だと、逆唱問題を答えるのに時間がかかるのです。ちなみに、普段無口な人はこの脳番地が衰えている傾向があるため、逆唱問題が苦手です。

また古舘氏のように即座に回答するためには、伝達系だけでなく、聴覚系脳番地も発達していなければなりません。加えて、この二つの脳番地のネットワークが強く結びついていないと駄目なのです。

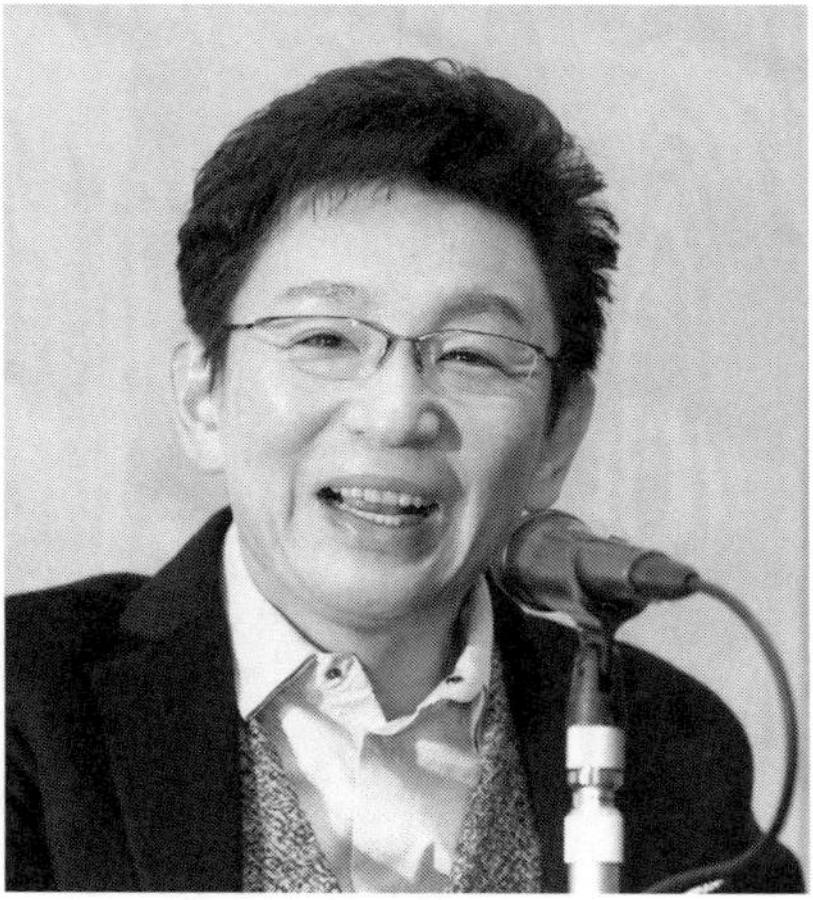
古舘伊知郎氏

私はこれまで古舘氏以外にも、雑誌の企画などで多くのアナウンサーの脳を分析する機会がありました。アナウンサーは言葉を操る仕事です。だからどのアナウンサーも、左脳の伝達系と聴覚系脳番地のネットワークがしっかりと発達していました。

ただ古舘氏がほかのアナウンサーと違ったのは、右脳のほうが発達していたという点です。もちろん、左脳も普通の人よりは大きく発達していましたが、右脳がほかの人とは比べられないほど発達していたのです。

古舘氏特有の畳み掛けるように次から次へと言葉を発するあの話術は、右脳の発達に秘密があったということ。私は「天才的な偉人は脳に特徴的な成長が認められる」という仮説を立てているのですが、古舘氏の脳は、まさにこの仮説を裏づけてくれました。

ただ脳が特徴を得るのは、偉人に限ったことではありません。五〇歳まで生きた人なら、脳のどこかに、他人より優れている番地、成長している番地があるはずです。この優れた番地を成長させることは、一生続けてもらいたいと思います。

また、五〇歳までは苦手だと思っていたことにチャレンジするだけで、その部分を司る脳番地が鍛えられます。たとえば古舘氏とは反対にしゃべりが苦手な人でも、人と積極的に話をすることで、それまで衰えていた伝達系と聴覚系脳番地を鍛えられるということです。

アメリカの前大統領、バラク・オバマ氏のスピーチにうっとりと聞き入った経験はありませんか？　氏のジェスチャーを交えたコミュニケーション術は、全世界の人々を魅了しました。が、政治家駆け出し時代は、スピーチもファッションも野暮《やぼ》ったく、だめ出しの連続だったそうです。であれば、私たちもオバマ氏を目指すくらいの気持ちで、伝達系と聴覚系の脳番地を鍛えてみませんか？

青学陸上部の原監督の脳鍛錬法

二〇一八年、バラエティ特別番組『成功の遺伝史5』（日本テレビ系列）で、青山学院大学陸上競技部監督、原晋《はらすすむ》氏の脳を分析させてもらいました。

原氏は箱根駅伝で四連覇を成し遂げたほどの実績を持つ監督ですが、ほかの人とは比べものにならないくらい強い気持ちでチャレンジを続けています。一九六七年生まれなので、すでに五〇歳を過ぎていますが、日々新しい思いで生きているのです。

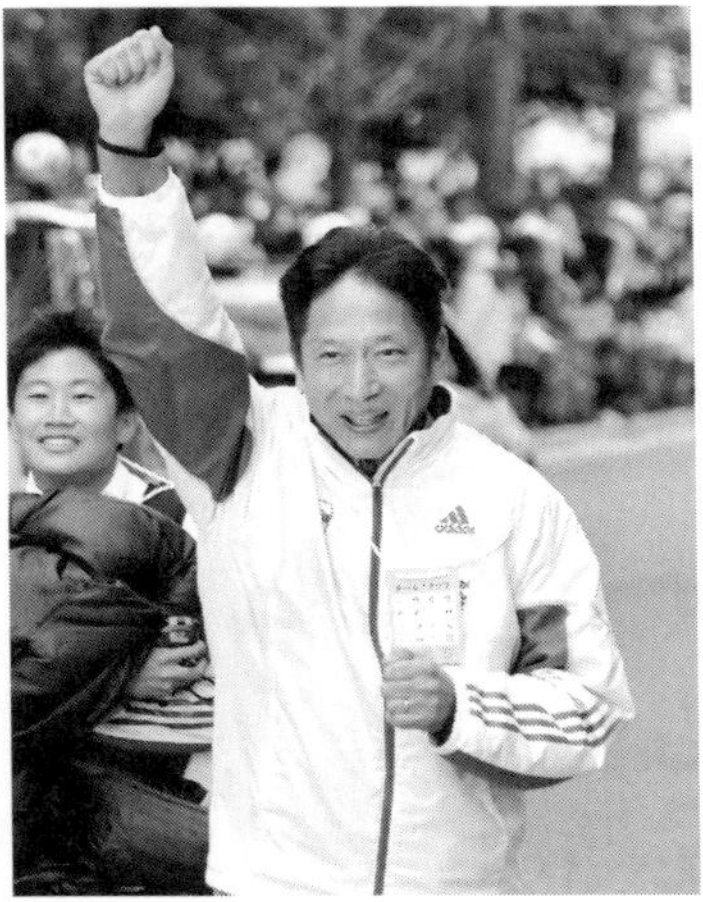
原晋監督

私より六歳も年下の原氏ですが、学ぶ点は多々あります。その原氏の脳を撮影し、分析した私は、番組内で「諸葛孔明《しょかつこうめい》のような軍師ではないか」と説明しました。諸葛孔明とは『三国志』でおなじみの天才軍師です。

では、なぜ私がそう分析したかというと、原氏の脳は、理解系脳番地が著しく成長していたからです。左脳の理解系が発達しているからこそ、強いチャレンジ精神を持ち続け、監督として戦術を考えることに長けている。監督として駅伝で勝つためのアイデアを考え、それと同時に常に挑戦していくためには、物事を理解する能力が必要なのです。

普通のサラリーマンなら、組織の一員として、いま受け持っている仕事を無難にこなすのが主な使命です。が、時には退職金のことが気になったり、退職後の生活について考えたりすることもあるでしょう。もし社内で「早期退職者募集」の貼り紙を見てしまったら、リストラに遭うのではないかと不安になったりします。

ところが原氏は、そんなことは考えもせず、自分が置かれた環境のもと、ただ勝つことと、そのためにはどう戦えば良いかだけを考えています。なぜそれを続けられるかといえば、いまより強くなりたい、絶対に勝ちたいというチャレンジ精神があるからです。

原氏のように強いチャレンジ精神を抱くことができれば、脳はそれを実現させるために活発に働き出します。目の前の仕事を淡々とこなすのではなく、大きなチャレンジ精神を持って仕事に当たれば、必ず脳は元気になるし、それと同時に仕事も大成功を収めることになるでしょう。こんな生き方こそ、五〇歳を過ぎた人には心がけてもらいたいものですね。

五感から情報を得る吉沢久子氏

生活評論家の吉沢久子《よしざわひさこ》氏は、私が脳を診断したとき、すでに九〇歳を超えていました。

ＭＲＩでの撮影が終わったあと吉沢氏と対談をして、私はＭＲＩの感想を訊《たず》ねました。すると氏は「とてもおもしろい経験でした」といわれたのです。

実はこの対談の直前に、私はあえて吉沢氏の経歴などは見ずに、氏の脳の画像から、性格や特徴を分析していました。そして氏は、見聞きするものを素直に、また新鮮に受け止める方だと分析していたのです。だから「とてもおもしろい経験でした」という氏の感想は、まさに私の分析通りでした。

耳の近くには聴覚系脳番地があるのですが、吉沢氏の脳は、この部分がまったく衰えておらず、さらに視覚や味覚などの五感も健康な状態でした。

普通は歳をとると、物事への関心が薄くなるものです。九〇歳を超えるとなると、なおさらです。そうして関心がなくなると、五感からの情報が入らなくなっていきます。しかし、吉沢氏の五感は鋭敏《えいびん》であり、言い換えれば、五感から情報を得ていることを証明していたのです。

ちなみに私は、「四季折々の変化を五感で敏感に受け止め、人と会ったら、その言葉に新鮮な驚きや好奇心を持って耳を傾ける、そんな毎日を送っている」のではないかと分析していました。そして、まさに分析通りだったのです。

それから吉沢氏は、対談で、以下のような話をしてくれました。

「私は庭に来る鳥を観察するのが好きなんですよ。あるとき、松の大木にカラスが巣を作ったので、それを双眼鏡で、日々、見ていたんです。そのうち、『そういえば、よく夫が私に、お前のはカラスの行水《ぎょうずい》だなっていっていたけど、なぜカラスの行水っていう言葉ができたんだろう』と疑問を持って。そのあとすぐ、野鳥の会の方にお会いしたので、さっそく尋ねてみました。すると、カラスって清潔好きで、毎日水浴びするんだそうです。でも、水浴びする時間はとても短いとか。新しいことを知って『おもしろい！』と、うれしくなりました」

この吉沢氏の「学ぼうとする姿勢」は、素晴らしいの一言です。

日本は戦後に学歴社会となり、書物などからひたすら知識を頭に詰め込む教育体制をとってきました。しかし、氏は本で調べただけではありません。まずは実際にカラスを観察してみて、それから疑問を持ったから、専門家に教わったのです。この姿勢がとても大事です。

人は何かを学ぶときに、さまざまな脳番地を使っています。右脳で見たものを認識して、左脳で活字を読んだり考えたりする。そしてまた右脳を使って見直す。そうやってあちこちの脳番地を使うと、人は次第に楽しさを感じるようになるのです。

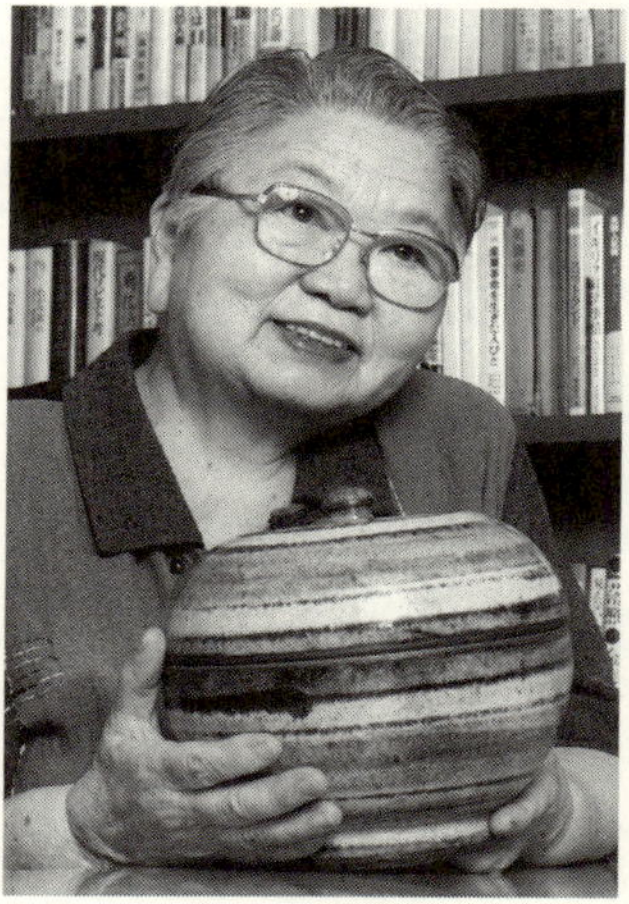

吉沢久子氏

吉沢氏のように、五感を通して自分の知識を増やしていける人は、全身で人生を楽しんでいる人。だから、「『ああ、脳が生き生きとして楽しそう！』『脳に幸せ感が満ちている』と、私は読み取ったのですが、いかがですか？」と訊《たず》ねました。すると吉沢氏は、「毎日がとても楽しいです」といわれました。これも、私の分析通りの結果だったのです。

脳の若さを保つ八つの習慣

画像を通して吉沢氏の脳を分析したところ、七〇歳の頃から、ほとんど老化が進んでいないという驚きの事実が判明しました。どうやって脳の若さを保っているのでしょうか？　対談で氏の話を聞いてみて、その行動と心の持ち方のなかに、それぞれ四つの理由があることが分かりました。

まず行動は、以下の四つです。

①　毎日工夫して料理する

吉沢氏は旬の食材を手に入れると、いろいろな調理法で変化を付けながら食べているそうです。蒸し羊羹《ようかん》が古くなって味が落ちたら、煮溶かして違うお菓子にすることもあるというほど。日々ご自身で考えながら料理しており、それが脳の刺激になっています。

②　体験したことを手紙や原稿に書く

吉沢氏は毎日手紙を書かれており、さらに週に一回、新聞に「家事レポート」というエッセイを連載していました。日々の体験を記録して、それを読み直すことで、記憶力が鍛えられます。

③　勉強会を開く

月に一度、自宅に女性たちを招いて勉強会を開催、各自が興味を持ったテーマについて調査・レポートしているそうです。人の意見を聞くことは、普段使っていない脳番地を使うことになります。

④　自宅の庭で植物を栽培する

吉沢氏の自宅の庭には、花、野菜、ハーブなどが植えられているそうです。植物の世話をしながら、四季折々の変化を感じる際には、五感が刺激されます。また、植物を育てていると、暑くなってきた寒くなってきたというような、時間の流れを意識することになります。それが記憶力を維持します。

続いて吉沢氏の心の持ち方です。生きているといろいろなことがあるものですが、氏はそれを楽しんでいるという点に、若さの秘訣《ひけつ》がありました。

① 常に「なぜ?」と疑問を持つ

吉沢氏はさまざまなことに対して関心を持ち、疑問を感じたら、本で調べたり、詳しい人に話を聞いています。疑問を解いて新しい知識を得ることに楽しさを感じているのです。そして、この楽しいという感情は、脳のいろいろな部分が使われている証拠となります。

② 素直な気持ちで見聞きする

ある程度の年齢になると、目の前で起きたことに対して、まず頭で考えるようになります。「これは知っている」「あれと同じだ」などと、自分の経験に照らし合わせて判断してしまうのです。しかし、吉沢氏は何に対しても新しい気持ちで向き合っているため、脳は刺激を受け続けています。

③ 感謝する心を忘れない

対談の席で吉沢氏は「自分の健康体に感謝している」といわれました。こうした感謝する気持ちは、脳にとって非常に良いことなのです。ですから、もし何か腹が立つようなことがあったときは、逆に感謝できることを探して、怒りを収めるべきです。そうすれば、また違った脳番地を働かせることになります。

④　先入観を持たずに人と接する

豊富な人生経験を持っている吉沢氏ですが、誰に対しても偉《えら》ぶらない方です。「私はこういう立場だから」「私はもう歳だから」と自分を枠《わく》にはめてしまうと、途端に脳は成長しなくなります。だからいくつになっても、なるべく自然体で人と接するべきなのです。

以上、吉沢氏が実践するように楽しく学び、常に脳に刺激を与えていれば、たとえ九〇歳になっても脳は老化しません。吉沢氏の若々しさが、それを証明しています。ぜひ参考にしてください。

おしゃれ好きな五月みどり氏の脳は

歌手の五月《さつき》みどり氏は、おしゃれ好きな女性らしい脳の持ち主でした。

男性は仕事柄スーツを着ることが多く、ファッションはバラエティに富んでいません。しかし女性は、「今日はどんな洋服で出かけようか」と、コーディネイトについて考えるものです。

そんな女性のように、おしゃれのことを考えれば考えるほど、脳は刺激を受けて活発化します。逆に何着かのスーツを着回しているだけの人は、おしゃれを通して脳に刺激を受けていない状態といえるでしょう。

「おしゃれをして素敵になりたい」と願うことは、「元気な脳に変えたい」と考えることと同じなのです。

加えて、おしゃれをすると、右脳も左脳も刺激を受けます。人は形のないものを右脳で認識して、具体的なものを左脳で認識しています。これをファッションに置き換えると、ファッションセンスという抽象的なものを追求する際には右脳を使い、服を選ぶという具体的なことをする際には左脳を使っているわけです。だからおしゃれは、断然、脳に好影響を及ぼします。

五月氏の脳は、おしゃれを通じ、理解系、聴覚系、視覚系脳番地が発達していたのです。これらの脳番地が発達していると、少し見聞きしただけで、相手のことを察することができます。それと同時に、自分が理解したことを外に発信したくなる傾向があります。つまり、自己主張が強く、ズバズバとものをいう人だということです。

しかし五月氏は、理解系に比べると思考系脳番地がそれほど刺激を受けてこなかったようです。そのため、自己主張型の脳にはなっていませんでした。人の気持ちを察することが得意で、芯《しん》が強い傾向がある一方、その強さを内に秘めているのです。

このような女性と一緒にいると、「この人は自分のことをよく分かってくれる」と感じ、とても心が和《なご》みます。まさに日本人女性らしい方だといえるかもしれません。

加えて五月氏は、左右ともに感情系脳番地が発達していました。特に左脳がよく使われているということが分かったのですが、これは人に対する意識が非常に強いということを示しています。だから人のことが気になるし、自分より人のことを優先しようとする傾向があるのでしょう。

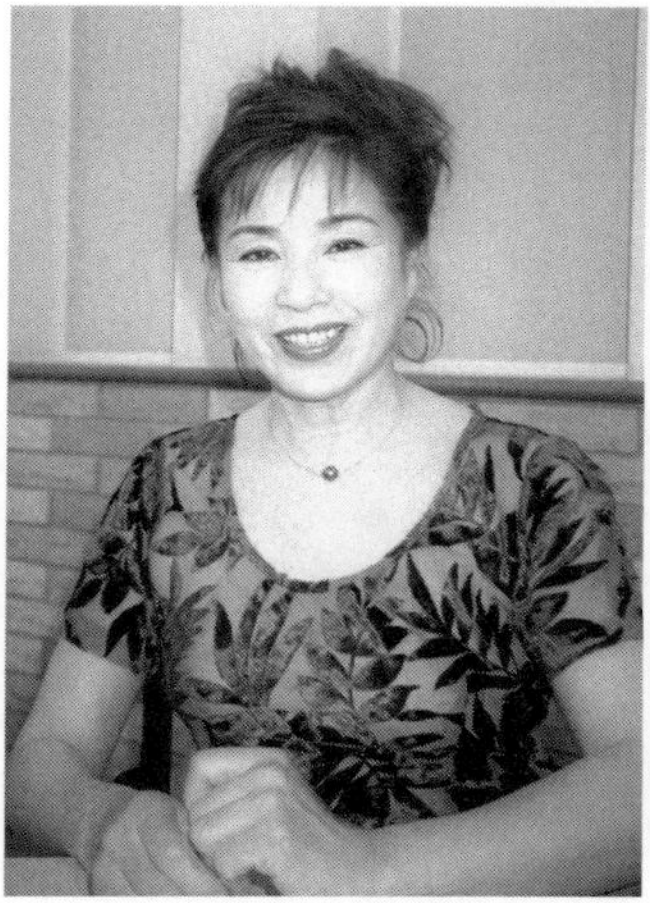

五月みどり氏

私は五月氏と対談したときに、この点を指摘しました。すると氏は、以下のような話をしてくださいました。

「人のために何かをするのは大好きです。雑誌で読者の方のファッションの変身を手伝ったり、私が開いているセレクトショップで、お客さまに似合う洋服を選んでさしあげるのが大好き！」

やはり私の分析通り、人のために何かをすることに幸せを感じる方だったのです。

ドラムを始め八〇歳の脳が成長

本書のプロローグでも述べた、ある八〇歳の現役社長の脳の話です。MRIで撮影したこの社長の脳の画像を見ると、よく発達した聴覚系、理解系、記憶系、思考系に比べて、運動系脳番地が著しく弱まっていました。

それを受けて彼は「何をしたら良いでしょうか」と訊いてきたので、私は「いままでやっていないことで、前向きな気持ちになれて、体を動かせることがいいですよ」とアドバイスしました。すると驚いたことに、彼はドラムを叩き始めたのです。それまで楽器経験はなかったといいます。しかし以前からドラムに興味があったそうで、八〇歳になって初めてドラムを叩き始めたというわけです。

それからしばらくして、改めて彼の脳を撮影しました。そしてドラムを始める前と後の脳を見比べてみたら、驚きの結果が出ました！　彼の脳はとても八〇歳とは思えないほど、凄まじい勢いで成長していたのです。その勢いたるや、七歳程度の子供と同じ伸び率で急成長していたのだから、もうびっくりです。

彼の成長した脳画像を見て、脳の成長に年齢は関係ないのだと、私は改めて確信しました。それ以前は、育ち盛りの小学生と同じ勢いで脳が成長するとは、さすがに私も思っていなかったからです。

もちろん、成長の度合いには個人差があります。しかし何歳になっても、自分の心がけ次第で、脳はいくらでも成長するのです。

実は、脳を成長させるツールとして、楽器はお薦めです。なぜなら、人と競争したり比較したりするのではなく、自分自身の能力アップに意識が集中するからです。こうした趣味のほうが、脳はより成長するような気がします。

そういう視点で見ると、楽器以外なら、華道や茶道、ダンスや舞踊、料理や英会話などを始めるのもいいでしょう。ただ、どの趣味も一人の殻《から》に閉じこもるのではなく、仲間たちと行ってほしいと思います。ドラムは一人ぼっちで叩くだけでも効果はありますが、ギターやベースを弾《ひ》く仲間と演奏すれば、脳はより活性化するのです。ほかの趣味も、もちろん同様です。

とはいえ、いきなり楽器や習い事に挑戦するのは気が進まないという人もいることでしょう。そのような人はどうすればいいのかといえば、ずばりボランティアです。身近な町内のボランティア活動から始めてください。ボランティア活動では、主体的な判断が必要とされるからです。

仮に朝の掃除のボランティアを行うケースで考えましょう。まず、道端には、予想もしないゴミが落ちていたりするものです。そのゴミをどう片づければいいのか、状況に合わせて判断することになります。もう、お分かりになりますね？　このとき脳が働き始めるのです。脳を活性化させるチャンスは、身の回りにたくさんころがっている、ということですね。

八〇歳でドラムを始めた社長のように、自分を変える何かを始めてください。始めるのは、何歳でも遅過ぎるということはありません。これまでとは行動パターンが変わるため、あまり使っていなかった脳の部位が活性化します。そして、それが認知症などを防ぐのですが、実は、これから五〇年間の老後人生も、より豊かに楽しくしてくれるのです。

被介護から一〇二歳のランナーに

高校を卒業して地元有数の会社に入り、定年を迎えるまで勤め上げたサラリーマンTさんの話です。

Tさんの会社では六二歳が定年と分かっていたので、その二、三年ほど前から、何となくそれを怖《おそ》れながら仕事をこなしていたそうです。ただ、体の具合が悪くなって会社を休んでも給料が減るわけではなく、また長男の結婚式などもあったので、塞《ふさ》ぎ込むことはなかったといいます。

その後、Tさんは定年を迎えました。同じ会社で定年後に再雇用されたものの、給与は半減し、出勤するのは週に三日だけになりました。

考え方によっては、残りの四日間は自由に行動できる時間が増えたともいえます。しかし、なぜか孤独感が増したといいます。

Tさんには、一八歳から六二歳まで四四年間の生活パターンが、しっかりと「脳習慣」となっていました。要するに、生活リズムと脳内リズムが一体になっていた、ということですね。

習慣は脳にも植え付けられています。そのため長年の習慣を変えた場合、脳は移行期間を必要とします。ところが多くのサラリーマンは、定年を迎えるその日まで、脳習慣を変える準備などしていません。だからこそ、急に埋めがたい孤独感に襲われるのです。

このTさんは、三年間の中途半端な再雇用を終え、二〇一八年に完全に退職しました。すると、それを機に、先祖の残した田畑で農業をやると決意し、毎日朝から畑や田んぼに出て作業するようになりました。すると瞬《また》く間に顔色が良くなり、夫婦の会話も増え、楽しい毎日を送れるようになったそうです。

Tさんの相談に乗っているとき、ふと二〇〇四年にNHKで放送された『NHKスペシャル・老化に挑む　第1回　あなたの脳はよみがえる』という番組でお会いした、当時一〇二歳だった現役ランナー、大宮良平《おおみやりょうへい》氏のことを思い出しました。

大宮氏は九六〜九七歳の頃は一時、介護を必要としており、トイレや食事などは一人でできない状態だったといいます。しかし、若い頃にランナーだった氏は、もう一度走りたいという一心で、家族の助けを借りながらリハビリに励み、見事に復活したのです。

その後、一〇二歳のときに二〇〇メートル走、四〇〇メートル走、八〇〇メートル走のシニア世界新記録を作っています。

この大宮氏の話が何を意味するかというと、誰でも、何歳になっても、自分の能力を復活させられる、ということです。そして運動こそ、歳を重ねても脳を成長させる原動力になるのです。

名著『定年後』が教えてくれること

定年後の再雇用で働く数年間で、すっかり衰えてしまう人もいるようです。その理由は、自由な時間が増えたぶん脳も暇になってしまうからです。身体的には楽になったと感じている生活が、実は脳を使わない、刺激が足りない生活になっている危険性があるのです。

こうした危険性は定年後に始まるわけではなく、前述の通り、五〇歳を過ぎて会社で役職に就く人にも起こり得るでしょう。平社員だったときには活発に脳を動かしてエネルギーを使っていたのに、昇進して仕事が少なくなると、エネルギーが余ってしまいます。すると途端に脳は衰えていくのです。

昇進して仕事量が減り、毎日ダラダラと過ごすくらいなら、思い切って転職して、週に五日間みっちりと働いたほうが、脳には良いでしょう。

前述のTさんのように、定年後の再雇用で週に三日だけ社会と繋がっていても、残りの四日間に孤独を感じていれば、脳が老化する力に負けてしまいます。歳を重ねれば、老化する力が日増しに大きくなるからです。だからこそ、その力を打ち消す環境に身を置く必要があるといえましょう。

最近私は、楠木新《くすのきあらた》氏の著書『定年後　50歳からの生き方、終わり方』（中公新書）を読みました。定年後の現実、そして定年後を楽しくするためのヒントが書かれた名著です。そしてこの本には、転身した中高年が「いい顔」をしているという事例がいくつも挙げられていました。

「いい顔」をしているということは、日々、脳が活発に働いている証拠です。

地方公務員から耳かき職人へ、NHKの放送記者から落語家へ、鉄鋼会社の社員から蕎麦《そば》打ち職人へ……世のなかにはさまざまな仕事がありますが、自分がこれまで身を置いた仕事とまったく異なる職種への転身は、これまで耕した脳番地とは違う脳番地を使うことになります。

しかし、まったく違った立場になることで、新しい自分を発見できるチャンスが生まれます。長年勤めた会社では気がつかなかった自分自身と出会える、そしてそれが脳を成長させる。また、役職に就いてデスクに座りっぱなしの毎日とは違い、人と人との触れ合いを感じることも増えるはずです。

まったく違う職種に転身するのが難しいようなら、スキルを転用できる仕事に転身するのもいいでしょう。たとえば話術を必要とする営業マンなら観光ガイドに、あるいは多くの学生を相手にする教師なら市議会議員に転職すれば、これまでの経験を活かしつつ、新たな環境に身を置けます。

同じような能力が必要な仕事でも、環境を変えるだけで、そこにいる人たちの人間性や個性、あるいはその業界の常識は異なるものです。当然、脳はパワー全開で働かなければなりません。

転職で「いい顔」になった人の脳

楠木氏は、会社員から転身し、現在「いい顔」をして活躍している人々にインタビューを行い、前述の著書のなかで紹介しています。たとえばメーカーを五八歳で定年退職した藤田《ふじた》巖《いわお》さんの話です。

藤田さんのメーカー退職時の挨拶状には、〈介護ができる美容師を目指し、六〇歳までに自分を追い込むかのように美容室を開業する宣言が記されていた〉のだそうです。なぜ藤田さんは、まったく違う業種に転身する決意をしたのか。以下の通り説明しています。

〈藤田さんに美容師を目指させたのは、五〇歳で読んだ新聞記事だった。施設で寝たきりだった九二歳の老女がボランティアの美容師に髪をきれいにセットしてもらったのをきっかけに、元気に歩けるようになったという内容だった。「医師にもできないことを美容師がやれるのだ」と心が動いた〉

そこで藤田さんは、会社勤めをしながら美容師資格の取得を目指したのです。実技は通常一年のところを三年かけて習得しました。また国家試験は二度落ちるも、七年かけて資格を取得しました。さらに、退職時にはホームヘルパー二級の資格も取得したというから驚きです。

その後、イギリスのカット専門学校に二ヵ月留学し、日本の美容室でも二年間にわたって修業。そして、ついに開業に至りました。

この藤田さんの店では、車での無料送迎サービスのほか、高齢者やハンディのある人の自宅や施設への訪問サービスにも取り組んでいるそうです。藤田さんは、それまで使っていなかった脳番地も使いながら新たなビジネスを立ち上げ、結果、見事に「いい顔」をして活躍しているわけです。

同様の人物は、まだまだいます。元商社マンの布施克彦《ふせかつひこ》さんは、鉄鋼貿易部門に在籍、計四回、一五年間の海外勤務も経験しました。入社当時は高度成長期だったものの、三〇代後半になると円高や貿易摩擦などで組織の活力が失われ、自分の働く姿が見えにくくなりました。

そこで布施さんは、もっと情熱を持てるものはないかと探し始めます。そして四三歳のとき、アフリカ、ヨーロッパ、アメリカで働いて気がついたことを人に伝えたいと考え、物書きになろうと決意しました。

その後、五一歳で商社を早期退職、メーカーに転職してからも、物書きの修業を続けたといいます。とはいえ、出版社に原稿を持ち込んでも、よい返事をもらえませんでした。しかし、ついにチャンスをつかみます。ミニコミ誌への投稿をきっかけに、ある編集者と知り合ったのです。

この編集者の助言をもとに、『54歳引退論』（ちくま新書）という本を出版するに至りました。団塊の世代に向け、サラリーマンがどう生きるべきか、その本質に迫った書籍です。

そんな布施さんについて、『定年後』では以下のように書いています。

〈本を出すまでの一〇年を超える長い準備期間は、そのプロセス自体が楽しかったという。そして布施さんは七〇歳を目の前にしても意気軒昂《けんこう》だ〉

布施さんもまた、「いい顔」をしているということです。

転職した人々について、同書では非常に重要なことが書かれています。以下の部分です。

〈メーカーの管理職から美容師、商社マンから物書きにと、全く異なる仕事に転身しているようにも見えるが、話を聞いていると、会社員時代に培った能力や経験、自らの得意分野をうまく使っていることに気がつく〉

これは非常に説得力のある説明です。転職によって収入が上がり、「いい顔」になる人がいるかもしれません。しかし自分が鍛えてきた脳番地を、新しい、異なる職業でも活かすことが、本当の成功だと思います。

「いい顔」とは「こんな生き方があったのか」という、自分の可能性の発見です。「いい顔」となった人は、そのぶんだけ、人生の成功者になるということでしょう。

伊能忠敬の活躍の秘密は数字に

日本の偉人のなかには、五〇歳を超えてから活躍した人物がいます。伊能忠敬《いのうただたか》もその一人。商家の婿養子として家業に従事した伊能は、五〇歳で隠居し、天文学を学びました。そして五五歳になってから日本全国の測量を始め、七三歳で死去するまで、それを続けました。そして、没後に『大日本沿海輿地《よち》全図』が完成したのです。

七三歳といえば、平均寿命が五〇歳程度だった江戸時代では、大往生《だいおうじょう》の歳です。そんな伊能は、なぜ命が尽きるまで、測量を続けることができたのでしょうか。その秘密は数字にあるように思います。

測量には数字が重要です。当然、数字を使う仕事は、脳を強く刺激します。

人は歳をとればとるほど、いい加減になるもの。しかし数字は常に正確で、長さなどを計測する際には、センチやミリ単位まで算出しなければなりません。さらに測量では、それを繰り返すことになります。

ちなみに、病気などで脳のどの部分が壊れても、集中力が低下し、不注意になり、計算ミスが起こりやすくなります。裏を返せば、数字を扱うと脳のいろいろな部分が刺激され、集中力や注意力がアップする、ということです。だから伊能は、七三歳まで元気に活動できた、というわけです。

ということは、私たちも日常、いつも数字を意識するよう心がけるべきです。たとえば、常に銀行通帳をチェックする癖をつけ、収支をしっかり把握するのです。実際、お金にケチな人はボケにくいという傾向もあります。

葛飾北斎はなぜ長生きだったのか

江戸時代の天才絵師・葛飾北斎《かつしかほくさい》が世に認められるようになったのも遅かったそうです。五四歳の頃に発行された『北斎漫画』で知られて、代表作『冨嶽《ふがく》三十六景』を完成させたのは七三歳の頃になります。そして北斎は、八八歳で死去するまで、ずっと絵を描き続けました。

北斎に限らず、絵描きは長生きする傾向にあります。私の親戚の画家も、九〇歳を過ぎてからも元気に日本画を描いていました。このように、なぜ画家は長生きするのでしょうか？実は、そこには明白な理由があります。絵を描くという行為には、言葉の記憶力だけでなく視覚的な記憶力が必要で、右脳と左脳をバランス良く使わなければ実現できないからです。

人は文字を読んでいると、左脳ばかり使うようになります。この世に生きている以上、文字に触れる機会は多く、個人差はあっても、誰もが文字を通じて左脳ばかり使うことになります。しかし、画家が絵を描く際に使うのは右脳です。当然、一般人よりも右脳をたくさん使っています。

まず、映像を切り取るようなかたちで、ある位置に何があるかを目で確認する。そして絵を描く瞬間は、その構図を思い出してキャンバスに落とし込む。絵を完成させるためには、これを何度も繰り返します。このとき、一般人は使わない右脳側の視覚系や記憶系脳番地がビシビシ使われます。こうして絵を描く人は、自然に、ボケない脳の使い方をしているのです。

バランス良く活性化している脳は、いつまでも元気です。絵を描く人が長生きなのも肯《うなず》けます。

第五章　脳が若返る生活習慣

生活習慣で脳は劇的に健康になる

本章では、「脳を若返らせるために今日から実践できること」をテーマに解説します。まず、普段の生活で脳をいかに鍛えれば良いのか、そのマル秘テクニックを伝授していきます。

最初は脳の健康について。脳と生活習慣病とのあいだに密接な関係があることは間違いありません。脳の健康を考えるなら、正しい生活習慣を身に付けたいものです。

厚生労働省が二〇一八年七月に発表した『簡易生命表』によると、日本人の二〇一七年の平均寿命は、男性が八一・〇九歳、女性が八七・二六歳です。長い人生ですから、命が尽きる直前まで、ボケたりせずに元気に生きたいものですね。

私自身は自分の脳の若さを保つため、以下の三つのことを心がけています。

① 五〇歳から人生の思い出を作っていく
② 嫌な人とはできるだけ交流しないし、嫌なことはしない
③ 毎晩早く寝る

①　五〇歳から人生の思い出を作っていく

あるとき、自分の人生を振り返ってみたことがあります。すると、楽しい思い出は人生の前半に集中しているということに気がついたのです。

私の場合、楽しい思い出というと、一五歳まで過ごした実家での思い出が大半です。その後は家を出て、高校生、大学生、社会人として、五〇歳まで三五年もの時間を過ごしたにもかかわらず、思い出ランキングのトップテンは、実家での思い出なのです。

しかし、それでは一〇〇年の人生の前半一五年だけ楽しんで、残りの八五年はあまり楽しんでいないということになってしまいます。五〇歳を過ぎても六〇代、七〇代、八〇代と、人生は続いていきます。やはり人生の後半も、楽しいものにしなければなりません。

実際、私にも、五〇代になって体験した楽しい思い出があります。

二〇一五年一〇月四日、私と母は父が運転する車に乗って、新潟県の彌彦《いやひこ》神社にお参りに行きました。その帰り道に父が「弥彦山《やひこやま》に行ってみよう」と言い出し、車で向かいました。そして、絶景ポイントに立って三人で写真を撮ったり、山頂から日本海に沈む夕日を眺めたりしました。地味といえば地味ですが、五〇歳を過ぎてから得た一番の思い出です。

このように地味でも、人生の後半に作った思い出を振り返ると、自分の人生に意義を見出せるようになります。すると、人生にやり残していることや、今後やりたいことなどが明確になり、それが残りの人生の羅針盤《らしんばん》になるはずです。だからぜひ、若い頃の思い出ばかりでなく、人生後半の思い出を作っていくようにしてください。

② 嫌な人とはできるだけ交流しないし、嫌なことはしない

五〇歳を過ぎたら、付き合う人や仕事をよく選ぶことも大切です。人生では、やることなすこと全部がワクワクするものではありません。幸い私はもともと勘が鋭いのか、厄介《やっかい》そうな人と出会ったり、問題が起きそうな仕事を前にすると、途端に体がサインを出してくれます。背筋がゾクゾクしたり、肩や首が凝るなどするのです。

体は人間関係のバロメーターだと思います。人から嫌な気分にされるのは、脳を含む体にとって良いことではありません。

若い頃は、人生勉強のためにと、我慢して人と付き合う必要があるのかもしれません。しかし、五〇歳を過ぎてそんなことをしていては、体を壊すだけ。つまり、五〇歳までが「なんでも受け入れる人生」なら、五〇歳を過ぎたら「嫌なことで時間を無駄にしない人生」を送るべきなのです。

だから五〇歳を過ぎたら、道徳心の欠如した人や、所属するだけでストレスとなるような組織とは距離を置くべき。人間関係のストレスをなくせば、あるいはその心構えだけで、心

のモヤモヤは晴れて脳も生き生きとします。

いまの人間関係や日々の行動、あるいは仕事など、自分にとって貴重だと思えることをランク付けしてみてください。で、上位のものから優先してやってください。そうすることで、五〇歳からの人生が、もっともっと充実することは間違いありません。

③　毎晩早く寝る

二〇一七年、チェコのプラハで開催された「世界睡眠学会2017」で、「雄《おす》と雌《めす》のマウスを両方とも睡眠不足にすると、雄と雌とでは、まったく違う性行動をする」という発表がありました。

普通の睡眠周期で生活すると、雄が雌に求愛します。ところが睡眠不足になると、雄は途端に求愛行動をしなくなり、反対に雌が雄を追っかけるのだそうです。

人間の性行動も同じかもしれません。五〇歳を過ぎたら、睡眠不足のマウスのようにならないためにも、夜はできるだけ早く寝ることが大切です。

これは求愛行動のためだけではありません。早く寝るという行為は、意図的にとる「積極的な睡眠」となります。睡眠に関しては、寝ようと思って寝る、起きようと思って起きるべき。なぜなら脳の思考系が強化され、生きる意志も強くなるからです。

また早寝すると、早朝から頭がすっきりするため、せかせかすることがありません。睡眠不足の人ほど何かと焦《あせ》りがちで、そのくせいたずらに時間ばかりが流れていくのです。

現代社会には、体内時計が崩れる要因が数多くあります。たとえば「ジェットラグ」と呼ばれる時差ボケを海外旅行で経験したことがあるでしょう。

加えて寝る前に避けるべきは、スマホを触ることです。スマホの明るいライトは不眠の原因になるからです。特にブルーライトはメラトニンの分泌《ぶんぴつ》を低下させて脳を覚醒させるので、寝る前は絶対にスマホを触らないようにしてください。

iPhoneは脳の強い味方

脳を成長させる環境を作りたければ、運動と睡眠の時間をコントロールすべきです。

第三章で解説した通り、睡眠時間が六時間以下の日が週三日以上ある人は、そもそも脳が元気になれません。睡眠不足がやる気の出ない原因になるのです。というのも、脳は、十分な睡眠をとっていなければ日中の活動を自動的に低下させるメカニズムを持っているからです。

だからこそ、運動と睡眠の時間をコントロールするのが重要。その際には、iPhoneのアプリがとても便利です。

たとえば時計アプリの「ベッドタイム」を利用して、就寝時刻と起床時刻を設定すると、睡眠時間の管理をしてくれます。

さらに、私が代表を務める「脳の学校」が開発した「Sleeping Brain Beauty」（アンドロイド）は、脳内リズムを調整するアプリ。このアプリは、スマホの画面の明度を調節し、脳内リズムを整えてくれます。

また「ヘルスケア」は、データで記録して自己分析するのに、もってこいのアプリ。このアプリは毎日の歩数を自動的にカウントしてくれます。一週間に最低でも一度はチェックするようにして、一週間に合計五万歩程度は歩くように心がけましょう。そのためには、休日ずっと家で過ごすわけにはいきません。

加えて、毎日の体重を計測するのも重要です。起きたらすぐに素っ裸になり、体重計に乗ってチェックする。体重が昨日より何グラム増減しているのか、毎日チェックするだけで、さまざまな脳番地が活性化します。

疲れていない脳番地を使う効用

さて私が臨床医として仕事に追われる毎日を送っていた時期は、寝る暇《いとま》もない状況でした。当然、私は身も心も疲弊《ひへい》していたのですが、ある日外食した際、別のことを考えていたら、ボーッとしていた頭が不思議なほどすっきりした経験があります。臨床医として患者さんと接する際に使う脳番地とは別の脳番地を刺激したから、疲れを棚に上げることができて、しかも爽快感《そうかいかん》すら感じたのかもしれません。

人間が睡眠をきちんととらなくてはならないのは前述した通りですが、仕事で同じ脳番地ばかり使ったときには、帰宅して入浴して就寝するだけでは、実は十分な休養をとったことになりません。

確かに酷使した脳は疲れ切っていることでしょう。しかし、そのほかの脳番地はほとんど使われておらず、まったく疲れていないわけです。そしてこのとき、その疲れていない脳番地を刺激してあげると、「疲れている」という意識を変えることができるのです。

たとえば、仕事帰りにスポーツジムで汗を流すのもいいでしょう。これは仕事とは別の脳番地を使うことになるからです。また、仕事帰りに仲間と飲みに行くことも良い効果があります。退勤後は仕事とは別の脳番地を使うよう、意識して心がけてみてください。

脳疲労を解消する休日の過ごし方

休日に、平日とはまったく別のことをして時間を過ごすと、人は元気になるものです。十分な睡眠時間と運動量を確保すると同時に、何か新しいことを始めるようにしてください。

人に会いに行くのも良し、日曜大工や庭いじり、あるいは時間をかけて料理を作るのも良しです。とにかく平日の生活と落差があればあるほど、脳にとっての刺激となります。

自宅で平日の残務の片づけをしている人も、意外と多いのではないでしょうか。こうして土日の二日とも、家で過ごしてしまうのです。

このような休日の過ごし方をしていては、脳の疲労は溜まる一方。脳が疲れた状態とは、脳が息抜きできていないことを指し、このときは脳が酸素を十分吸っておらず、脳の循環と代謝がスムーズにいっていません。

脳の神経細胞には、脳の動脈から連続する毛細血管によって、酸素とグルコースなど、脳の代謝に必要な物質が供給されています。つまり脳が疲れている状態とは、神経細胞と毛細血管が正常ではなくなっているということです。

平日とあまり変わらない休日を過ごしていては、脳は「平日脳」から「休日脳」に変わることがありません。すると、どうなるか？　脳がマンネリ化するのです。これでは新鮮な気持ちで月曜日の朝を迎えることなどできません。それどころか、場合によっては、日曜日の夜から憂鬱な気分になってしまいます。

たとえば休日なのに、まだ平日脳状態の人は、以下のようなことを考えがちです。

「休日にやりたいことがあるのに、まったく仕事が終わらない。あっという間に夕方になってしまった。全部やろうとすると休日が終わってしまうじゃないか。平日は平日で会社に行かなければならないし、いつまで経ってもやりたいことができない！」

このようなことを考えているうちに、休日は終わってしまい、「今日は○○をした」という実績を作ることもなく、また明日のことを考えてしまうのです。何もしない一日を過ごして、その日を総括せず、明日はどうしようなどと考えてばかりいると、記憶力はどんどん衰えていきます。

だから、「今日、自分は何か新しいことができたか」と、その日の収穫を一つでもいいので見つけるようにしてください。今日一日の収穫、発見、出会い……そうしたものが今日を生きた価値になり、その価値を見出すことで、脳は元気になるのです。

夢の有効活用を見つけたフロイト

私は小学生の頃、カセットテープが内蔵された枕を母に買ってもらいました。睡眠学習をすると称して頼み込んで、やっと買ってもらったのです。さすがに家族全員が睡眠学習には半信半疑だったと思いますが、普段から無駄遣いをしない私のお願いなのだからということで、許してくれたのだと思います。

商品が家にやってきた夜、私は布団《ふとん》のなかでテープを聴けるようにセットして、就寝しました。しかし、私は非常に寝つきが良く、テープを聴いていたのは、せいぜい数分程度でした。それではまったく意味がありません。

そこで次の日の夜は母にコーヒーを入れてもらい、「今日は寝ない」と息巻いて布団に入ったのです。すると、この夜はすぐには寝つけず、テープをじっくり聴くことができたのですが、そのとき「これは睡眠学習ではなく、仰向《あおむ》けで寝転がっている布団学習に過ぎないな」と気づきました。

一日の睡眠時間が七時間から八時間だとすると、人生の三分の一は寝ていることになります。さらに寝ているあいだ、夢を見やすいレム睡眠と、夢を見にくいノンレム睡眠の状態に、二時間ずつ交互になっていると仮定すれば、人は四時間ほど夢を見ているわけです。つまり人生の六分の一は夢のなか……一〇〇歳まで生きるとしたら、一六年以上の時間を夢のなかで過ごすのです。

この人生の貴重な時間を大切にするために、夢を見る時間の有効活用を考えついた医者がいました。夢は無意識による自己表現であると考えた、オーストリアの精神科医、ジークムント・フロイトです。

一八五六年に生まれたフロイトは一九三九年に亡くなっているため、彼の時代からすでに約八〇年が経っていますが、一九〇〇年に発表された著書『夢判断』の内容は、いまだに解明できていません。夢にはまだまだ分からないことがあるのです。

脳の側頭葉と後頭葉を舞台の中心にして、夢は展開されます。脳番地で説明すると、感情系、記憶系、視覚系、聴覚系が関わっています。また、夢は覚醒レベルとも関係があるため、脳幹の働きも重要です。

睡眠学習に失敗した私ですが、一六歳の頃から、ときどき自分が見た夢をノートに書き留めています。ノートを読み返すと、時期によって見る夢の内容がずいぶんと違っていることが分かります。

夢も自分の人生体験と同じように、自分にしか体験できないもの。その貴重な夢体験をノートに書き込んでおけば、それは人生の一部となります。

こう考えると、寝ることが楽しくなってきます。また、自分が見た夢を振り返るという行為もまた、脳に大きな刺激を与えるので、大いにお薦めします。

テレビゲームはOK、スマホは？

さて、昔はテレビゲームといえば子供の遊びでした。しかし最近は、電車に乗りながらスマートフォンでゲームをするようなサラリーマンが多くなりました。

「ゲームは大人の脳に良い影響を与えるのか」という質問をときどき受けます。シニア世代が「脳トレゲーム」を習慣にすれば、情報の処理速度が上がるので、答えはイエスです。二〇代や三〇代が指先を巧みに動かしながらゲームをするように、シニアもテキパキと操作できたら、それはそれで格好いいものです。

ただゲームは、脳に良い影響だけでなく、悪い影響も与えます。ゲームに過剰集中してしまい、声をかけられても反応が乏しくなったり、周りの状況に注意が向かなくなったりします。それはゲーム時間の長さとともに強くなっていきますが、これはシニア世代に限ったことではなく、子供も同じです。

ゲームが脳に良いかという問いには、条件つきのイエスが正解となります。

その条件とは、ゲームのプレイ時間を二〜三日に一度、それも一時間以内に留めることです。また、スマホや携帯のゲームではなく、テレビにつないでプレイするゲームに限ることも条件。なぜなら、テレビゲームはテレビの画面を見ながらプレイするため、眼球運動を行うことになり、それが脳を刺激するからです。そのため、テレビの画面は大きければ大きいほど良いでしょう。

逆にスマホや携帯のゲームについては、画面が小さいのが一番の問題です。眼球を動かさなくても画面全体を見られるため、脳がゲームだけに集中し過ぎてしまうのです。

眼球運動は脳にとって大切です。人は眼球を動かさないでいると、脳が同じことばかりを考えやすくなります。そうなると思考からは柔軟さが消え、悩みがちになります。人と話しているときに一点を見つめているような人は、脳が危険な状況になっている可能性があるといえましょう。

その眼球運動をするためのトレーニングがあります。

丸めた新聞紙を両手に持って、その両手を左右に広げます。そして、まずは右手に持った新聞紙を上に投げて右手で捕る。次に左手に持った新聞紙を上に投げて左手で捕る。これを交互にやります。

投げた新聞紙を捕るときは、左右の眼球を動かさなければ捕れません。だからこのトレーニングをすれば、眼球運動を何度も繰り返すことになり、脳に刺激を与えられるというわけです。

羽生竜王とＡＩが教える脳鍛錬法

近年、ＡＩ（人工知能）技術の進歩により、いろいろなところでロボットが活躍するようになってきています。

将棋の永世七冠となり国民栄誉賞を受賞した羽生善治《はぶよしはる》竜王は、ＡＩとの対戦を繰り返し、さらに強くなったといいます。そんな羽生竜王とＡＩとの関係には、人の脳をさらに成長させるヒントが潜んでいます。

ＡＩは過去の対戦情報を記憶の倉庫から簡単に取り出せます。そのため、一〇〇年前の情報も瞬時に披露《ひろう》することができる。ところが人は、自分の経験に依存して記憶を操作しています。当然、古い記憶を思い出すには時間がかかる。つまり、ＡＩと人とでは、記憶の管理に大きな開きがあるということです。

一三〇から一四〇と高いＩＱを持っている人でも、ＡＩが記憶を扱う作業には太刀打《たちう》ちできません。情報処理能力が違うからです。そこでＡＩと競おうと思ったら、知識ではなく、戦略行動で勝たなくてはなりません。戦略行動とは、将棋でいえば、駒を指す手順のことです。

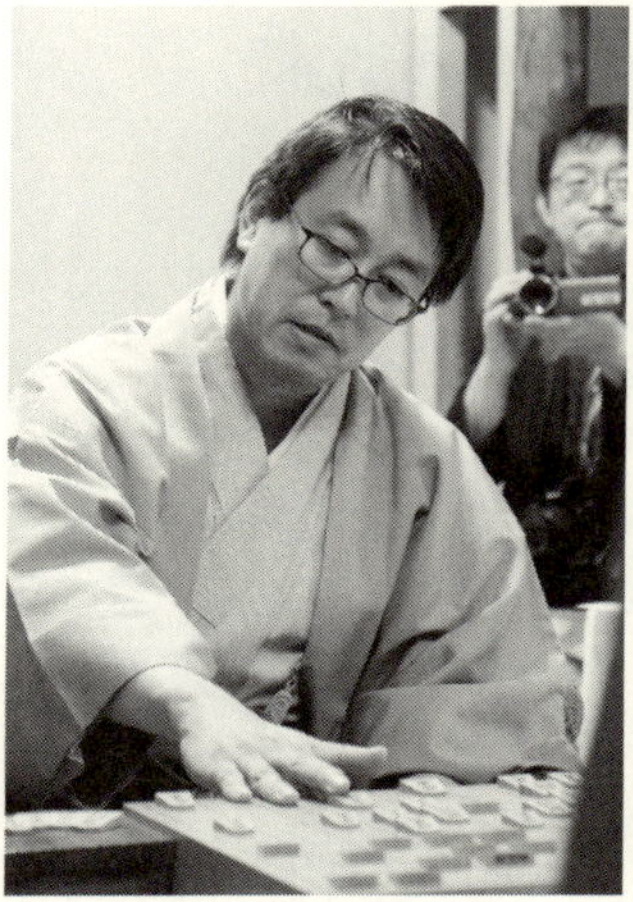
羽生善治竜王

ＡＩは記憶の貯蔵庫です。だから、過去の戦略行動に依存しています。逆に、過去にない手は指しようがない。ここが狙い目です。ＡＩが分析した戦略行動を把握して、それ以外の手を考えれば、人間にも勝ち目が出てくるということになります。

つまり、いくら社会が発展したとしても、

独創的な発想こそが価値を作る、ということです。

もちろん普通に暮らしていて、羽生竜王のようにＡＩと競う機会はないでしょう。ただ私がいいたいのは、直面した課題に打ち勝つにはどうすれば良いかを考える、そして独創的な発想をする、そうした習慣を身に付けてもらいたい、ということです。その習慣は、どんどん脳を若返らせます。

ちなみに私は二〇〇六年に株式会社「脳の学校」を創業したとき、すでに「ＡＩロボットを使って脳トレをする時代がやってくる」と確信していました。そこで、それぞれの脳番地を活性化させる脳トレシステムを発明して、特許を取得しました。

二〇一七年二月、ソフトバンクは感情認識ヒューマノイドロボット、Ｐｅｐｐｅｒ（ペッパー）君が脳トレをしてくれる「ペッパーブレイン」をリリースしたのですが、私は監修を務めました。

「ペッパーブレイン」は、ペッパー君と一緒に脳番地を鍛えられるという優れもので、自分や家族一人ひとりの脳を診断します。そして、どの脳番地が弱いから、どんなトレーニングをすべきなのか、アドバイスしてくれるのです。

こうした新しいアイテムと触れ合うと、人はワクワクするものです。そして、そのワクワク感こそが、脳を刺激するのです。そうした意味でも、「ペッパーブレイン」は、最近元気がないという人にうってつけのロボットといえるかもしれません。

グーグルマップで「脳旅行」

ところで、私が生まれ育った新潟県の故郷は、陸の孤島のような田舎です。日本最古の即身仏、弘智法印《こうちほういん》が人生を終え、実家の裏山は、江戸時代後期の僧侶、良寛禅師《りょうかんぜんし》が暮らしていた場所です。

海岸からは日々移り変わる佐渡の景色が美しい。かつて松尾芭蕉《まつおばしょう》は「荒海や佐渡によこたふ天の川」という句を詠《よ》みましたが、私もその雄大さを体感して育ちました。

陸の孤島だけでなく、海の孤島や秘境は、世界中にたくさん存在しています。ちょっとハードルは高いですが、こんな場所に出かける行動は、脳を刺激すること間違いなしです。

ただ、仕事があって多忙な毎日を送っていると、せいぜい年に一、二度しか旅行などできません。そこで私がお薦めしたいのは、インターネットのグーグルマップを開いて「脳旅行」をすることです。

グーグルマップは通常の地図とは違い、「ストリートビュー」があります。世界中の道路沿いの風景をパノラマ写真で見ることができるのです。また、前方をクリックすれば写真は前方に進み、右をクリックすれば右折する。まるで実際にその場所を訪ねたような気分になれるのです。

このような脳旅行は、認知症の予防になります。また、グーグルには便利機能がたくさんあり、たとえばグーグルカレンダーを使い、脳旅行をした日にグーグルマップで訪れた場所や国などを書き込んでいくと、それが記録されます。ときどきそれを振り返れば、記憶力が高まることにもなります。

高齢になると、パソコンやスマートフォン、そしてインターネットに、苦手意識を持っている人もいるでしょう。しかし、いまやSNSは高齢者にも普及しています。ぜひ、苦手意識を払拭《ふっしょく》して、新しい機器を使うことで、脳を元気にしてもらいたいと思います。

その際に好例となるのが、ユニークな自撮り写真がネットを通じて世界中で話題になっている西本喜美子《にしもときみこ》さん、通称「自撮りのきみちゃん」です。七二歳からカメラを使い始め、九〇歳になってもインスタグラムやフェイスブックを使いこなしています。

スーパーは脳を鍛えるのに最適

普段、何気なく食材を買っているスーパーも、脳を鍛えるのにもってこいの場所です。

スーパーの店内には、さまざまな商品が並んでいます。だから買いものに行くと、夕食の食材のほか、気になる新商品など、余計なものまで買いものカゴに入れてしまう……結果、無駄なお金を払ったうえに、重いスーパーの袋を両手に抱えて帰宅することになるのです。

余計な買いものをしないようにするなら、出かける前に「買いものリスト」を作り、それ以外のものは絶対に買わないようにするのが得策です。

そして、この「リストを作る」という行為が、脳を鍛えてくれます。リストを作る際に冷蔵庫にあるものをチェックして、どんな食材が必要かを考えることになるからです。これは計画を立てることと同義であり、思考系脳番地が活発に働くのです。

もちろん買いもののリストを作らなくても、また別の脳トレができます。

リストがないときは、実際にスーパーの店内を見て回り、必要かどうかの判断をしながら買いものをすることになります。この行為は、記憶系脳番地を使います。また、それと同時に「先読みする力」を鍛えることができるのです。

余談になりますが、絶対に余計なものを買いたくなかったら、店内を二周するようにしましょう。人には初見のものは目新しく映って買いたくなる傾向があります。だからこそ、余計なものを買ってしまうのです。

しかし、再度見て回ることで人は冷静になり、そうすると、本当に必要な商品かどうか、じっくり考えるようになります。そしてこのとき、人は感情系脳番地を刺激しています。スーパーは、脳を鍛えるのに最適の場所といっても過言ではありません。

ところでスーパーでの会計時、支払額はレジで計算してくれます。しかし、それに任せっきりではもったいない。せっかくだから、合計金額を暗算しながら商品を買いものカゴに入れていくのはどうでしょうか。それだけで思考系脳番地が鍛えられます。

税抜き価格を税込み価格に計算するだけでも、かなり頭を使います。とにかくいろいろな方法で計算してもらいたいものです。これは、記憶系脳番地を鍛えるためです。

それから重要なのは、会計時はお札だけでなく、なるべく小銭も交ぜて支払うようにすること。たとえば合計金額が二一六七円で、財布のなかに五八一八円あったら、五〇〇〇円札で支払ってはなりません。小銭も交ぜて、五二一七円を支払って三〇五〇円のお釣りをもらうようにしてください。なるべく一円玉や五円玉が財布からなくなるように努めるのです。

このような払い方をすることで、理解系や思考系脳番地が鍛えられます。また、小銭を出すという動作は指先を使います。そのため、運動系脳番地にも刺激を与えることになります。

冷蔵庫で記憶系脳番地を脳トレ

さて「冷蔵庫にあるものでカレーを作ってください」といわれたときに、「タマネギを買い足せば作れる」と答えられるでしょうか。それとも「いま冷蔵庫に何があるか分からない」と答えてしまうでしょうか。後者は脳トレのチャンスを逃しているといえます。

毎日入れ替わる冷蔵庫の中身を常に把握《はあく》しておくことは、記憶系脳番地を使います。そして、冷蔵庫にあるものを思い出しながら献立《こんだて》を考えると、記憶系脳番地をフル回転させることになるのです。これは非常に効果的な脳トレといえるでしょう。

また、常に冷蔵庫の中身を把握するには、実際に目で見て覚える必要がありますが、その際には視覚系脳番地を刺激します。

さらにいうと、冷蔵庫の中身を常に把握しておくためには、冷蔵庫がぐちゃぐちゃでは不可能です。綺麗に片づいていないと、何がいくつあるか分からなくなるから、常に冷蔵庫を整理する必要が生じます。そして、この整理するという行為は、理解系脳番地を使うのです。

冷蔵庫まわりのこと一つをとっても、日々、脳は鍛えられていきます。日常生活には脳を鍛える機会がいくらでもあるということの好例を、冷蔵庫に見ることができます。

整理が脳を鍛えるという点は、冷蔵庫に限ったことではありません。実は何でもいいのです。たとえば普段、会社でデスクワークをしている人は、少しの時間でもかまいません、机周りを綺麗にする時間を作ることを薦めます。

散らかしたものを元通りにするには記憶力が、さらに使い勝手を良くするためには創造力が必要です。どのようなやり方で整理するか、方法は一人ひとり違います。つまり、自分が選んだ方法で、主体的に、工夫して整理するのです。ここでも自分で考えて行動することが、脳を刺激するためには欠かせません。

利き手と逆の手で歯磨きすると

整理や掃除で脳を鍛える方法は、ほかにもあります。たとえば雑巾《ぞうきん》がけ。これは全身を使った運動なので、さまざまな脳番地に、一気に刺激を与えることになります。まず雑巾がけの運動が脳に十分な血液を送り、脳が酸素を消費し、働きが活性化されていきます。

このとき雑巾がけは、利き手とは逆の手で行いましょう。少しやりづらいかもしれませんが、それが運動量を増やし、脳の酸素消費を増やすことにつながるのです。

何をするにも利き手を使うことが習慣化されています。そうすると、どうしても脳がマンネリ化してしまうのです。あえて利き手とは逆の手で作業するようにしてください。不慣れなため、脳が違和感を覚えますが、それこそが運動系脳番地の働きを促すのです。

さらにこの違和感は、脳にとっては新鮮な刺激です。この種の刺激によって、怒りをはじめとした感情をコントロールできるようになるという実験結果も出ています。

利き手と逆の手でやるべきことは、雑巾がけに限ったことではありません。歯磨きや押印の際、あるいはお風呂で体を洗うときなども、可能な限り逆の手で行ってください。そうするだけで、脳がどんどん刺激を受けるからです。

初めはしっくりこないかもしれませんが、続けていれば慣れてくるはず。そうしたら次は箸《はし》やペンを持つ手も逆にするなど、もう少し高度なことにもチャレンジしてください。

このトレーニングを続ければ、脳全体の能力が高まり、ハツラツとした毎日になるはずです。

奇跡を呼ぶホウキ掃除

ロボット掃除機や便利グッズがたくさん売られるようになり、掃除も昔に比べると楽になりました。しかし、楽になったからとサボるようになると、脳は一気に老けていきます。そうならないためにも、時にはホウキで掃除をしてもらいたいものです。

掃除をすると運動系脳番地が活発になるだけでなく、ほかにもいろいろな脳番地を使います。ホウキで掃くときは、床にゴミがないかと目を動かしますが、このときは視覚系脳番地を使っています。また、畳を掃くときは畳の編み目に沿って掃くし、フローリングなら傷が付かないよう優しく掃くでしょう。

このように状況に応じて掃くことは、理解系脳番地を鍛えます。

たかがホウキ掃除でも、脳は大きな刺激を受けるのです。だからこそ、手間を惜しまず掃除してもらいたいと思います。

また、掃除をするときも時間を意識するように心がけましょう。前述した通り、時間を意識することは脳が若々しさを保つために必要だからです。

掃除の場合、家全体の掃除を三〇分かけて行うと決めるのではなく、もっと細かく、リビングは一〇分、寝室は五分と、細かくリミットを設けて作業するようにしてください。リミットの時間を意識すると、記憶系脳番地が元気になるからです。

時間の使い方が上手な人はボケにくい。時間内に終わらせられるようテキパキと体を動かすことで、運動系脳番地も活発になります。

読書や運動に感情を加えると

感情系脳番地は脳の前頭葉に位置しており、海馬を含めた記憶系脳番地と隣接しています。だから喜怒哀楽《きどあいらく》を表すことは、記憶に大きく影響します。映画を観て感動したり、他人の失礼な態度に怒りを覚えるなど、感情が大きく揺さぶられると強く記憶に残るのは、このためです。

また、感情が豊かな人ほど認知症になりにくいといわれています。

読書や運動は、それぞれ「理解系」「運動系」という一つの脳番地しか使っていません。しかし、「本を読んで、感動した」「運動をして、爽快《そうかい》な気分になった」という場合、感情系脳番地も合わせて使われたことになります。一つの行為に伴い、ある感情が湧くと、二つの脳番地を同時に使うことができるのです。

その意味では、映画やテレビドラマを観たり、小説を読んだりするなど、心に響く作品に数多く触れるのは大切なことです。もちろん、涙を流すような感動作だけでなく、大笑いしたり、心がほのぼのしたりするような作品に触れることも、感情系脳番地を育て、あるいは若返らせることになります。

感情系脳番地は、高齢になっても衰えにくいのが特徴です。だからこそ、歳を重ねても感情に変化のある生活を送ってもらいたいと思います。

「脳番地日記」は優れもの

脳を成長させるためには、時間を意識することが大切だということは、繰り返し述べました。そうすると、脳のなかで記憶を司る海馬が活発に働いて、記憶系脳番地が強化されるからです。

最も簡単に記憶系脳番地を鍛える方法は、ずばり日記を書くこと。特に私が開発した「脳番地日記」を続けることをお薦めします。準備するのはノートとペンだけ。

では、その脳番地日記に、何を書けば良いのか？　第一に「自分のスケジュール」です。前日の夜や当日の朝の段階で、一日のスケジュールを書き込む。その際には逆算方式で考えていくのが重要です。家庭で家事を担っている主婦を例に考えてみましょう。

まずはその日、何時に就寝するかを決めます。仮に午後一一時に寝ると決めた場合、午後一〇時には家事を終えなければなりません。すると、午後八時には夕食を食べなければならず、そのためには午後六時に夕食の支度《したく》を始めなければなりませんが、だとしたら午後五時にはスーパーに買いものに行く必要があります。当然、その前に掃除と洗濯を済ませなければなりませんね。

このように、就寝時間から逆算するかたちで、脳番地日記に一日のスケジュールを書き込んでいきます。これが脳を活性化させていくのです。

そして実際に一日を過ごし、就寝前に、どのような一日を過ごしたのかを書いていきます。事前に組んだスケジュールとどう違ったか、比較しながら書く。そうすることで、人は時間を意識することができます。また、自分がなぜその時間にその行動をとったのか、理由がよく分かってきます。

これを続けると、理解系脳番地も劇的に成長することでしょう。

「一行日記」の蓄積から分かること

「今日の挑戦」をテーマに、毎日一行ずつ日記に書いていく「一行日記」もお薦めです。

「今日の挑戦」といっても、大げさに考える必要はありません。

「今日は会う人全員に笑顔で挨拶《あいさつ》する」「今日は夕食で新しいメニューを一品作る」といった身近な挑戦でかまいません。それを事前に、前述の脳番地日記に書き込んでおきましょう。チャレンジ精神を持つことこそが、脳を育てる第一歩になるのです。

あるいは「今日の感謝」「今日の思いやり」をテーマに一行日記を書くのもいいでしょう。「感謝」や「思いやり」という視点で一日を振り返ることは、脳を柔軟にし、そして強くしてくれる方法の一つ。その日一日、「何に感謝したのか」「誰を思いやったか」と、自分の行動を客観的に見つめ直すことができるからです。

この見つめ直すという行為は、理解系脳番地を強化していきます。

逆に傲慢《ごうまん》な態度で生活していると、脳の成長は止まってしまいます。感謝や思いやりといった謙虚な心を持てること自体、脳が成長を続けている証《あか》しともいえるのです。

それから、「今日の学び」をテーマに一行日記を続けるのも、記憶系脳番地を鍛えます。

その日学んだことを一行で書く。その日に人から聞いて学んだことや、本や新聞などを読んで初めて知ったことは必ずあるはず。それを書くのです。

これは、脳にぶどうの房を作っていくようなものです。一日一つ学んでいけば、それだけ記憶の粒が増えていきます。その積み重ねが記憶の房を大きくしていき、脳はどんどん鍛えられるというわけです。

または「最も印象深かったこと」を思い出して、ノートに書き留めるだけでもかまいません。その日に起こったことを全部書き出そうとすると大変ですが、たった一つ選んで書くだけ。重要なのは、それを習慣づけることのほうです。

一日の終わりに、自分にとってためになったこと、印象に残ったことは何だったのだろうかと、自分に問いかけてみる。感情が動かされた、知的レベルが向上した、新鮮な驚きがあった……振り返ればいろいろあると思います。そうして思い出したことこそ、その日に最も脳を刺激した、つまり脳を成長させてくれた出来事なのです。

こうした出来事を書き残しておけば、あとで見返すことができます。そうして見返せば、その出来事を記憶として留めておくこともできるのです。

それらを積み重ねていくと、何ということもないと思っていた出来事が、実は人生にとってプラスのかたちで結び付いていたという事実に気づきます。自分の生活を振り返ることは、伝達系や記憶系脳番地にも、良い刺激を与えてくれます。

「褒めノート」の正しい使い方

「褒める」「褒められる」という行為は、脳に良い影響を与えます。ところが、人は自分のことをなかなか褒めてはくれません。だからといって悲観する必要はありません。誰も褒めてくれないなら、自分で自分を褒めてあげればいいのですから。

とはいえ、自分を褒めるのも容易ではないと思います。自分がどんな人間かを観察する能力が必要だからです。逆の言い方をすれば、自分を褒めることができる人は、観察眼が優れているということです。

また前述したように、人は歳をとるにつれて欲求が欠乏してきます。そうなると必然的に、自分を褒める機会も減っていく……褒めることと欲求は関係しているからです。

自分を褒めるには「褒めノート」を作って、そのノートに記録するのが良いでしょう。ノートに自分の良い部分を書き留め、それを習慣化することで、自分を客観的に観察する能力が高まります。さらに思考系脳番地が刺激され、意欲も湧いてくるはずです。

人はポジティブな気持ちになると、感情系脳番地が刺激されます。感情系脳番地には、自分を意識する感情と他人を意識する感情の二つが存在します。左脳は自分を意識する感情、右脳は他人を意識する感情。ポジティブな気持ちにより、それらも鍛えられるのです。

余談になりますが、他人に流されやすい人は、右脳の感情のほうが強過ぎて、自分のことが分かっていない傾向があります。だから、なかなか決断できない人も多い。仮に頭が良かったとしても、左脳の自己感情が未熟な人たちです。

それから、他人を褒めるのも脳を活性化させます。友人や知人、あるいは家族の長所を三つ挙げてノートに書き出してみましょう。このときもまた、その人をじっくり観察しなければなりません。しかも、ただ観察するのではなく、その人をプラス評価するために観察するのですから、脳をフル回転させることになります。でも、そうした行為が脳を若返らせるのです。

こうして見つけた長所をノートに書き出したら、実際にその人を褒めてあげてください。急に褒められた相手は戸惑ってしまうかもしれませんが、他人を褒めることは自分自身の思考をリフレッシュさせることにもつながります。褒められた相手も悪い気はしないので、必然的に相手との関係もより良くなり、これは一石二鳥です。

神社仏閣は脳のパワースポット

脳は刺激を受けることによって活性化し、結果、老化も認知症も退散します。簡単な体操も効果的なので、毎日続けてもらいたいと思います。では、どんな「体操」がいいのか？

私がお薦めするのは、なんと、神社仏閣への参拝やお墓参り。これも立派な体操になるのです。

まず神社やお寺では、参拝前に手水《ちょうず》で手を清めます。このとき水による刺激が脳を活性化させます。また、お祈りするときに手を合わせる行為は、右脳と左脳を交流させ、普段は使わない脳番地同士に新たなルートを生み出します。こうしたことが合わさって、脳にとっては大きな刺激となるのです。

参拝やお墓参りは適度な緊張感があるものです。この緊張感は非日常性から来るもの。これがやはり、脳にとっては良い刺激となります。

加えて、神社やお寺、あるいはお墓に移動する際には、高低差のある長距離を歩くので、運動系脳番地を派手に使います。また、先祖や神様に感謝の気持ちを持って手を合わせることは、ほかの人に思いやりを持つことにもつながります。このときの思いやりは、感情系脳番地を活発化させ、想像力が育《はぐく》まれるのです。

普段何気《なにげ》なく行っている神社仏閣やお墓……しかし、お参りをするだけで、これほど脳に好影響を与えるのだから、時間を見つけては出かけてもらいたいものです。

それから、以下の指先体操をするだけでも脳は変わります。

まずは両手を握り、次に右手の親指と左手の小指を立てます。再び両手を握り、今度は右手の小指と左手の親指を立てます。これをひたすら繰り返してください。指先を動かすと運動系脳番地が刺激され、また左右別々の動きが、記憶に関係する海馬にも良い影響を与えます。

最近もの忘れが気になるという人こそ、続けてもらいたい体操ですね。

テレビよりラジオが認知症を防ぐ

老化を防ぐためには聴力も大切です。老人性難聴になると外部からの刺激が減ってしまい、認知症の原因になるというアメリカでの研究発表もあります。だから耳が遠くなってきたら補聴器を着け、人の話をしっかり聞けるような状態にしなければなりません。

聴力の低下から脳が衰えることを防ぐには、ラジオを聴く習慣を作ってください。

ラジオはテレビと違って耳しか使わないため、聴覚系脳番地をフルに働かせます。加えて音だけでしっかりと内容を聴き取るには集中力が必要になるので、理解系脳番地も活発化します。

また、ラジオを聴きながら食事の支度《したく》や掃除などをするのもお薦め。二つのことを同時にやるのは、より集中力が必要となり、ただラジオを聴くよりも、大きな効果が期待できるのです。

それからラジオを聴きながら、学生時代、授業中によくしていたペン回しをするのも、脳を鍛えます。ペン回しでは指を使うため、運動系脳番地が活発化します。また集中しなければ回せないので、思考系脳番地も働きます。ラジオを聴きながらやれば、聴覚系、理解系、運動系、思考系の四つが働くことになります。

テレビばかり観ているという人は、ラジオを聴く時間を増やし、脳を鍛えてくださいね。

友人のいない人への特効薬は犬！

定年後に引きこもってしまう人も少なくありません。しかし、その状況が続くと脳は一気に衰えてしまいます。繰り返し述べている通り、人とのコミュニケーションこそが、脳の栄養になります。

とはいっても、友人が少なかったり、近所づき合いをしていないという人もいます。そのような人は、まずは犬を飼うのがいいでしょう。

犬を飼うと、当然、世話をしなければなりません。毎日散歩するため、手足をよく使うようになります。すると運動系脳番地が刺激されます。また、犬とコミュニケーションをとるうえで、伝達系脳番地も使うことになります。

とにかく脳に悪いのは、孤立して、引きこもってしまうこと。そうなると、一気に老け込んでしまいます。が、犬を飼っていると、散歩中によく出会う愛犬家と交流する機会に恵まれるかもしれません。人と話せば伝達系脳番地も刺激されます。

友人がいない人への特効薬は、ワンちゃん。脳をがんがん刺激する犬を飼ってみましょう。

月に一回は「何でも許すデー」を

この章の最後に、私が大好きな生活習慣を紹介します。

仕事や普段の生活では、知らず知らずのうちに自分を制限しているもの。もちろん、規範や規律はなくてはならないものですが、そればかりに囚《とら》われていると、意欲が低下したり、自分のやりたいことを見失いがちになります。そして最悪の場合、現状維持でいいと諦めてしまい、無気力になってしまうのです。

これは思考系脳番地の自由が奪われている状態。そのため、時には思考系脳番地を自由にしてあげることが必要になります。

そこで、たとえば月に一回、「何でも許すデー」を設けてはいかがでしょうか？　そして、その日だけは自分の欲求だけに従って生きるのです。

「食べたいものを食べたいだけ食べる」「欲しいものを何でも買う」「仕事を忘れてひたすら

遊ぶ」など、自分の欲望に従えば、それだけでオーケー。簡単です。

自分の欲求を抑えてばかりいると、いつの間にか欲求は萎《しぼ》んでいく。特に五〇歳を過ぎると、男性は何に対しても無関心になりがちなので、なおさらです。

物事に関心を持って「〇〇したい」と欲求を抱くことは、自分を生き生きとさせるために必要不可欠なことなのです。だから定期的に「何でも許すデー」を設け、自分の欲求を再確認するような一日を送ってください。ここでも派手に——。

第六章　脳が若返る食事法

脳の健康を保つ基本は水分

脳の衰えや認知症をチェックするときに「昨日食べたものが思い出せない」「食べたかどうかを忘れてしまう」という行動を例に出すことがあります。なぜかといえば、脳と食事は密接につながっているからです。だから脳のためにも、食事には気を配ってもらいたいものです。

脳に悪い食べ物は、実際に存在します。また、高コレステロール血症、高血圧、糖尿病なども、認知症のリスクを高めます。そのため、このような病気の誘因となる食べ物は避け、脳に良いものを摂取するようにしてもらいたいものです。

そこで本章では、食事をテーマに解説していきます。

まずは水。成人の脳の約六〇パーセントは水でできています。当然、水分を補給しなければ脳は不健康になります。

水分すらまともに摂っていない拒食症の患者がいました。この人の脳をＭＲＩで撮影したところ、脳が脱水症状を起こし、硬くなっていることが分かったのです。そこで点滴などで水分と栄養を与えると、この患者の脳は数日で正常になっていきました。水分もきちんと補給しなければならないことの証左でしょう。

普段、生活をしていると、水道水、天然水、ミネラルウォーター、炭酸水、スポーツドリンク、お茶、コーヒー、お酒、味噌汁、スープなど、いろいろな水分を摂取することでしょう。ただ可能な限り、糖分やカフェインの入っていない水分を摂取するように心がけてください。ついつい糖分やカフェインなどの刺激を求めてしまいますが、糖分は少量でも血糖値を変動させ、思考を不安定にします。また、カフェインを多く摂取し過ぎると、心臓への負担が増します。

些細《ささい》なことですが、小さなことの積み重ねが脳と体に蓄積し、やがて症状が顕在化します。ですから、体内に入れる水分や食べ物を選ぶ力を養ってください。それが脳と体を強くします。

認知症が逃げ出す三つの海産物

さて、認知症の予防に効果があると注目されているのは「プラズマローゲン」という栄養素です。これは体のなかにある抗酸化作用を持ったリン脂質の一種で、人体のリン脂質の約一八パーセントを占める成分です。

さらにプラズマローゲンは神経細胞「ニューロン」をつなぐ成分になっています。脳はニューロンが伸びることで成長するため、プラズマローゲンは脳を活性化させ、認知症を防ぐのに欠かせない栄養素だというわけです。

ちなみにアメリカの研究で、アルツハイマー病の患者の脳では、プラズマローゲンが減少していることが明らかになりました。また、九州大学の報告によれば、プラズマローゲンを摂取すると認知機能が改善するということです。

プラズマローゲンにはコリン型、セレン型、エタノールアミン型という化合物の異なる三種類があります。脳に含まれるプラズマローゲンはほとんどがエタノールアミン型です。そしてこのエタノールアミン型は、植物には含まれていないので、動物性食品から摂取しなければなりません。たとえば、母乳には含まれていますが、人工乳には含まれていません。また、鶏肉や貝類に多く含まれています。

ただ、脳のためには、鶏肉よりも貝類を食べてもらいたいのです。なぜなら貝類にはEPA(エイコサペンタエン酸)やDHA(ドコサヘキサエン酸)など、脳の健康に欠かせないほかの栄養素も多く含まれているからです。これらの栄養素は鶏肉には含まれていません。

プラズマローゲンを含む食材はたくさんありますが、私が特にお薦めするのは、以下の三つです。

① **ホタテ：**ホタテから摂取できるプラズマローゲンには、EPAやDHAも含まれてお

り、脳の老化を防止する栄養を効率よく摂取できます。また、ホタテには疲労回復に効果的なタウリンやアスパラギン酸なども豊富に含まれています。仕事などで目を酷使しているという人こそ食べるべきでしょう。

②**タコ**：タコにはプラズマローゲンはもちろん、エイジングケアに効果のあるビタミンE、血行をよくするナイアシン、肌を健康に保つ亜鉛が豊富に含まれています。また、肥満防止効果があり粘膜を保護するビタミンBも含まれており、見た目の若さを維持するのに効果を発揮してくれます。

③**サケ**：プラズマローゲンの量はホタテやタコほどではないものの、魚のなかでは比較的多めです。サケの身のピンクの色素はアスタキサンチンという物質ですが、これは抗酸化作用が強く、老化の原因となる活性酸素から体を守ってくれます。ＥＰＡやＤＨＡも豊富に含まれているため、コレステロールの抑制にも効果がある食材です。

老化物質を溶かすオメガ3脂肪酸

油というと太ってしまうイメージがありますが、良質な油は適度に摂取すべきものです。

たとえばエゴマ油やアマニ油。これらに含まれる脂質は「オメガ3脂肪酸」といいます。イワシ、アジ、サンマなどの青魚に含まれる不飽和脂肪酸のEPAやDHAも、オメガ3脂肪酸の一種です。そしてこれは、人の体を構成するために必要不可欠な脂質なのです。

オメガ3脂肪酸は脳のなかにも存在し、脳の情報伝達の際に重要な働きをしているシナプスや細胞膜の働きを活性化させてくれます。また、脳の機能を高めるので、加齢とともに低下する記憶力の劣化を緩やかにしてくれるのです。

それだけではなく、オメガ3脂肪酸は認知症の原因になる脳内のアミロイドβなどの老化物質を溶かす働きもあるといわれています。

しかし、オメガ3脂肪酸は熱には弱いため、摂取するには、エゴマ油ならサラダのドレッシングなどで、青魚なら刺身で食べるのがお薦めです。

オメガ3脂肪酸を摂取できる食材は、以下の通りです。

①　**エゴマ油**：植物油のなかで最もオメガ3脂肪酸を多く含んでいるのがエゴマ油です。適度に摂取すれば脳を綺麗にしてくれます。また、エゴマ油はコレステロール値を下げるほか、動脈硬化を防ぐなど、とにかく体を健康にしてくれる油です。前述した通り、オメガ3脂肪酸は熱に弱いため、サラダのドレッシングや和《あ》えものに使うか、スプーンで

少量飲むのがいいでしょう。

②**クルミ**：実の形が脳に似ていることから「ブレインフード」と呼ばれているクルミにも、オメガ3脂肪酸がたくさん含まれています。さらに、良質なタンパク質、ビタミンB_1、マグネシウムなどの栄養素が濃縮されているのも特徴です。一日一つかみ程度をおやつとして、あるいはサラダなどのトッピングにして摂取しましょう。

③**イワシ**：EPAやDHAを多く含むイワシからは、ビタミンA、B、D、E、あるいはカルシウム、鉄分、セレンなど、ビタミンとミネラルをバランスよく摂取することができます。イワシに含まれるオメガ3脂肪酸をしっかり摂取するには刺身で食べるのが一番ですが、塩焼きや煮つけでも大丈夫です。ちなみにイワシはメタボの予防や骨の健康を保つ助けになります。

④**カツオ**：カツオは四～五月頃と八～九月頃が旬ですが、秋の戻りガツオにはEPAとDHAが豊富に含まれています。また、他の魚と比べるとビタミンB_{12}が多く、貧血の予防に最適です。さらにカツオには、脳神経の働きを促進して血行をよくするナイアシンや、肝臓を強化し眼精疲労を回復するタウリンも含まれています。

⑤**マグロ**：大トロ、中トロ、赤身に分かれているマグロは、部位によって含まれる栄養素も違います。EPAやDHAを多く含むのはトロの部分です。DHAはほかの魚と比べ

ものにならないほど多く含まれているため、脳のためにも頻繁に食べるべきです。また、赤身にはタンパク質やセレン、タウリン、鉄分も豊富です。

⑥ **サケ**：サケにはプラズマローゲンだけでなく、ＥＰＡとＤＨＡ、ビタミンＢ群、ビタミンＥなどが多く含まれています。

ビタミンＢ群で脳の枝ぶりが向上

前項にも登場したビタミンＢ群は、体の健康維持のほか、神経や脳の働きを良くするために必要な栄養素です。ビタミンB_1は脳の働きを高め、B_{12}は脳の枝ぶりを良くします。また、葉酸《ようさん》は認知症を予防する効果があります。

このようなビタミンＢ群が不足すると、鬱病などの原因になることもあります。体や脳を健康に保つためには、ビタミンＢ群の摂取は欠かせません。そこで、ビタミンＢ群を多く含む食材を以下に紹介しましょう。

① **豚肉**：ビタミンB_1を多く含む豚肉は、糖質の代謝を促し、全身の細胞を元気にする役割があります。また、皮膚や粘膜の健康を維持します。さらに脳を活性化するアラキドン酸、心の健康を保つトリプトファン、脂肪の代謝を上げるロイシンなども含まれてい

ます。ビタミンB_1は水に溶けやすいので、焼いたり炒《いた》めたりするのがお薦めの食べ方です。

②**ニンニク**：ビタミンB群が多く含まれており、体内の細胞の酸化を防ぐのがニンニクです。そのため、若々しい脳を維持するために必要な食材です。また、ニンニクの香り成分のアリシンは、ビタミンB_1の吸収率を高めてくれるため、豚肉などと一緒に食べるのがいいでしょう。

③**卵**：「完全栄養食品」と呼ばれている卵は、食事から摂取しなければならない九種類の必須アミノ酸をバランスよく摂取できます。ビタミンB群では、B_2、B_6、B_{12}、葉酸などが含まれており、カルシウム、マグネシウム、亜鉛、リンなどのミネラルも豊富です。また、卵に含まれるコリンという成分には、脳を活性化させる効果があります。

④**納豆**：納豆にはパントテン酸やビタミンB_2、あるいは葉酸が多く含まれているため、認知症の予防にお薦めです。大豆が原料なので、良質なタンパク質やカルシウムも多く摂取できます。そのため、脳はもちろん、体全体を若々しく保つために必要な栄養素も得られます。また、血液をサラサラにするナットウキナーゼや、新陳代謝を促すポリアミンも摂取できます。

⑤**アサリ**：貧血の予防に欠かせないビタミンB_{12}の含有量が、アサリは貝類のなかでトッ

プクラスです。鉄分、カルシウム、カリウム、タウリンも多く摂取できます。

⑥ **タラコ**：魚卵のなかで特にビタミンB群が多いのがタラコです。ビタミンB_1、B_2が特に多く、抗酸化ビタミンであるビタミンEや、タウリンも豊富に含まれています。ただコレステロール値や塩分値が非常に高いため、一日の摂取量は一腹の半分（小一本、約三〇グラム）くらいに留めるべきです。

認知症を予防する八つの食材

ビタミンDを取り入れることも、体にとって大切です。糖尿病の人は、血中のビタミンD濃度が低いと心筋梗塞や虚血性心疾患の発症リスクが高まり、当然、脳にも悪い影響が生じます。

アメリカ神経学会によれば、ビタミンDが不足すると、認知症やアルツハイマー病にかかるリスクが、通常の濃度の人に比べて約一・五倍から二倍も高まるといいます。

さらにアメリカのケンタッキー大学による興味深い実験報告があります。ビタミンDを少量、中量、多量の三段階に調整した餌《えさ》を中年のラットに与え続けたところ、少量のラットは脳タンパクが大きく損傷、「ビタミンDの不足が、脳の老化と認知機能の低下を促進している可能性がある」と発表したのです。

ちなみにビタミンDは、日光浴をすると体内で合成されます。そのため、朝の時間帯に散歩するなど、日光に当たる習慣を付けることは、脳に良い影響を与えます。

ただ、日光にさえ当たれば十分というわけではなく、やはりビタミンDを多く含む食材をきちんと摂取すべきです。成人のビタミンDの一日の摂取目安量は五・五マイクログラム。私がお薦めする食材は、以下の通りです。

① **干しシイタケ**：シイタケは乾燥させると栄養素が凝縮されます。ビタミンDは、干しシイタケに一〇〇グラムあたり一二・七マイクログラムも含まれています。つまり、干しシイタケを五つ程度食べれば、摂取目安量を超えるのです。また干しシイタケからは、免疫力を高めるβ《ベータ》グルカンや亜鉛、疲労回復に役立つビタミンB_1も摂取できます。

② **シラス**：イワシの稚魚から作られるシラス干しは、一〇〇グラムで六一マイクログラムものビタミンDを含むので、大さじ二（一〇グラム）で足ります。また、カルシウムやオメガ3脂肪酸も豊富です。

③ **あん肝**：健康食材というイメージのないあん肝も、実はビタミンDが豊富です。加えて、エネルギー代謝や血管の健康と細胞の発育に必要となるビタミンB_2、血を造るビタミンB_1、糖質代謝を高めるナイアシンも多く含まれています。ビタミンB_2を最も

多く摂取できる食材の一つです。

④ **キクラゲ**：乾燥させたキクラゲのビタミンDの含有量は、一〇〇グラムあたり八五・四マイクログラムと豊富で、漢方では薬膳食材として重宝《ちょうほう》されています。キクラゲは鉄分が多く、血液を綺麗にしてくれるため、脳の老化防止にも役立ちます。

⑤ **サバ**：青魚のサバはビタミンDだけでなく、EPAとDHAも摂取できます。

⑥ **ニシン**：ニシンはビタミンDはもちろん、ビタミンB_6、ビタミンA、カリウム、マグネシウム、リンなどの栄養素が含まれており、EPAとDHAも豊富です。

⑦ **スジコ**：ビタミンDを多く含むスジコには、EPAとDHAも含まれています。また、ビタミンB_1、B_2、ナイアシン、パントテン酸など、抗酸化力を発揮する「若返りのビタミン」も含有しています。加えてスジコは、サケと同様に、色素成分である抗酸化成分・アスタキサンチンも豊富に含んでいます。ただ塩分やプリン体が多いので、血圧や尿酸値が高めの人は、食べ過ぎないように注意してください。

⑧ **サケ**：日本でよく食べられている白鮭《しろざけ》には一〇〇グラムあたり三二マイクログラム、紅《べに》鮭《ざけ》には三三マイクログラムのビタミンDが含まれています。そのためサケを一切れ（八〇〜一〇〇グラム）食べるだけで、ビタミンDの一日の目安量を摂取することができます。サケを食べる際は、カルシウムを含む食材も同時に摂取すると、骨が健康的になり

ます。

カルシウムで脳内の情報伝達は

先項に登場したカルシウムというと、骨を強化する栄養素のイメージがありますが、カルシウムを必要とするのは脳も同じ。脳細胞間の伝達経路の活性化を助けてくれるからです。そのため、体内にカルシウムが不足すると、脳内の情報伝達はうまくいかなくなり、アルツハイマー病などを発症する危険性も高まります。

さらにカルシウムは、免疫機能を正常にしたり、出血を止めるなど、人間の体にとって重要な役割を担っています。

カルシウムを摂取するには牛乳などの乳製品が良い、と考えている人が多いかもしれません。もちろん、乳製品からも多く摂取できますが、栄養バランスを考慮すると、納豆や豆腐などの大豆製品、小魚や海藻類、あるいは緑黄色野菜から摂取するのがいいでしょう。

カルシウムを多く含む食材は、以下の通りです。

① **小松菜**：ホウレンソウの三倍以上のカルシウムを含む小松菜は、「ビタミンエース（ビタミンA、C、E）」をバランスよく摂取できます。

② **シシャモ**：シシャモにはカルシウムとマグネシウムが多く含まれています。そのほかにもEPAやDHA、そして細胞の再生やエネルギー代謝をサポートするビタミンB_2とE、ナイアシンが摂取できます。

③ **ゴマ**：ゴマは一〇〇グラムあたり一二〇〇ミリグラムのカルシウムが含まれており、牛乳のおよそ一〇倍の量になります。貧血の予防に必要な鉄分や、コレステロールを減らす不飽和脂肪酸も豊富です。

④ **乳製品**：牛乳、チーズ、ヨーグルトには、カルシウムのほか、ビタミンA、D、E、ビタミンB群が多く含まれているのが特徴です。

学習能力が高まる四つの食材

次は「脳の栄養素」といわれているレシチン。リン脂質の一種で、遺伝子の情報を形成し、肉体の再生を担う細胞の膜を構成しています。

レシチンを摂取すると、神経伝達物質のなかでも、特に脳からの命令を神経に伝えるアセチルコリンが増えます。すると記憶力アップや、もの忘れ防止に力を発揮するのです。また、脳の神経細胞が集まっている白質の代謝も助けてくれるため、神経細胞のネットワークが丈夫になります。

レシチンは脂質の代謝も促します。細胞内の老廃物を排出してくれるので、ダイエットにも効果的。だから脳にとっても体にとっても有用な成分だといえるでしょう。

レシチンを効果的に摂取するなら、以下の食材がお薦めです。

①**大豆**：乾燥させた大豆三〇〇グラムあたり、一〇〇ミリグラムのレシチンが含まれています。大豆に含まれるレシチンは、血液中に長く留まるという特徴があり、「大豆レシチン」という言葉まであります。これを摂取すると脳の神経伝達物質が増え、悪玉コレステロールが血管の壁にこびりつかないように、乳化して溶かしてくれます。

②**鰻**：鰻《うなぎ》はレシチンのほか、蒲焼《かばや》きにすれば一人前でビタミンAを一日の目安量まで摂取できます。また、抗酸化ビタミンであるビタミンEやB群も豊富なので、まさに滋養《じよう》強壮《きょうそう》食材といえます。

③**鶏レバー**：レシチンを多く含む鶏レバーは脳に良いのはもちろん、鉄分も豊富なので、貧血気味の人にこそ摂取してもらいたい食材です。

④**ピーナッツ**：ピーナッツはナッツ類のなかで最もレシチンが豊富です。また、ビタミンB群やミネラル類も多く含まれており、数粒食べるだけで高い栄養価が得られるため、間食に最適です。

ヨウ素で認知症を防げ！

さて、認知症になる原因はいろいろとありますが、甲状腺ホルモンの異常もその一つです。女性に多い甲状腺の病気は、大きく分けて二つあります。

一つはバセドウ病など甲状腺機能亢進症《こうしんしょう》で、甲状腺ホルモンが多くなることで発症します。もう一つは甲状腺機能低下症で、逆に甲状腺ホルモンが少なくなることで発症します。

そして後者では、認知症のリスクが高まることが明らかになっています。

重要なのは、甲状腺ホルモンの数値が正常値の範囲内でも、下限だと認知症になりやすくなるということです。

認知症を引き起こす原因にならないよう、甲状腺を正常に保つには、食事からヨウ素をきちんと摂取することが重要。ヨウ素は海藻類に多く含まれているため、食事の際にはなるべく加えるように心がけてください。

海藻類のなかでもヨウ素を特に多く含む食材は、以下の四つです。

①　**海苔：**海苔《のり》はヨウ素が豊富なだけでなく、タンパク質も多く摂取でき、一〇〇グラムあたりの海苔には、牛乳の約一二倍、鶏卵の約三倍の量のタンパク質が含まれています。

ビタミンAやB1、アスパラギン酸なども豊富です。

② **ワカメ**：ヨウ素に加えてカルシウムやカリウム、ビタミンAとK、そして亜鉛などのミネラルが含まれているのがワカメです。水溶性の食物繊維アルギン酸や、多糖類の一つであるフコイダンも摂取できるため、脳だけでなく腸内環境をも改善し、内臓を健康にしてくれます。

③ **ヒジキ**：ヒジキというと鉄分が豊富なイメージですが、ヨウ素も多く含まれています。また、中性脂肪を減らす効果があるタンニンというポリフェノールも摂取できます。

④ **メカブ**：メカブはワカメの根っこの部分ですが、ワカメと同様にヨウ素が豊富で、フコイダンやアルギン酸はワカメより多く含まれています。

脳をダメージから守るビタミン

脳や体は活性酸素によるダメージによって衰えていきます。つまり体が酸化すると、老化が進むのです。鉄の釘《くぎ》が時の流れとともに錆《さ》びていくようなイメージです。

活性酸素から体を守り酸化を防ぐのが「抗酸化」という機能で、ビタミンCとEはこの機能をサポートしてくれます。

このうちビタミンCは「美肌のためのビタミン」といわれます。紫外線やストレスによって溜まる活性酸素の害の処理を引き受けてくれるからです。一方、ビタミンEは抗酸化機能に加え、細胞膜の成分として体の細胞を保護する役割を担っています。

ビタミンCとEは健康的な脳を育てるために必要なものなので、以下の食材から毎日、摂取するようにしてください。

① **カボチャ**：緑黄色野菜のなかで、最も栄養がある食材といえばカボチャです。ビタミンA、C、Eをバランスよく含んでいるのに加えて、食物繊維も多いため、脳の健康と腸内環境を改善してくれます。

② **イチゴ**：ビタミンCはほとんどのフルーツから摂取できますが、なかでも含有量が多いのがイチゴ。五粒程度食べるだけで、一日の摂取目安量を超えるほどです。さらにイチゴに含まれるアントシアニンには、目の働きをよくする効果があります。普段パソコンなどで目を酷使している人に食べてもらいたい食材です。

③ **アーモンド**：アーモンドを二〇粒程度食べるだけで、一日に必要なビタミンEを摂取できます。またアーモンドは、ビタミンB_2のほか、カリウムやカルシウムなどのミネラル、オメガ3脂肪酸の含有量が多いのが特徴です。

④ **パプリカ**：ビタミンCとEの両方が豊富に含まれているのがパプリカです。赤いパプリ

カからは緑のピーマンの二倍以上のビタミンCを摂取できます。それ以外にもβカロチンや、赤唐辛子に含まれるカプサイシンなどが豊富で、抗酸化作用があります。

昼食の野菜で夕食は小食になる

ここまでお薦めしてきたような野菜をスーパーなどで買い込んでも、種類や量が多く、かつ毎日たくさんの野菜料理を作るのは難しいかもしれません。ただ、野菜を摂取するという心がけは大切です。たとえば昼に外食するときは、野菜サラダを食べられる店に行くべきでしょう。

昼に野菜を多く摂取することにはメリットがあります。まず、野菜は大量に食べても眠くならないという点。さらに、野菜を食べると満腹感が得られるものの、体重の増加にはつながりにくいという点です。

野菜は農薬が使われていない限り、「抗酸化食品の筆頭」といっても過言ではありません。このような野菜満載の食事を摂るべきは、朝食、昼食、夕食のどれだと思いますか？それは、絶対に昼食です。

というのも、昼食で野菜から満足感を得られれば、夕食の食事量が自然と抑えられ、たくさん食べなくても、寝つくことができます。そして午後一一時には布団に入り、七時間程度の睡眠をとれば、翌朝の朝食も美味しく感じられるはず。美味しい朝食を食べると、今度は昼食が待ち遠しくなるものです。

このような食のリズムを整えることで、食間の脳活動が安定し、物事を積極的に進めることができます。大事なことは、満腹になり過ぎたり、逆に食事と食事のあいだの時間に空腹になり過ぎたりしないことです。

好物から脳に良い食品を選ぶ

脳を常に元気に保つには、自分の好きな食べ物のなかから健康的なものを知り、それを摂取するのが理想でしょう。どんな人にも多少の好き嫌いはあるもの。健康に良いからと、嫌いなものばかり食べていたのでは、ストレスが溜まるばかりです。

ちなみに私は肉料理が苦手です。アメリカで生活した六年間も、ハンバーグやステーキなどは、ほとんど口にしませんでした。ただ、アメリカの店にはサーモンを使ったメニューがあります。だから食生活には困りませんでした。

食事と向き合うときは、体に良いものをリストアップして食べるのではなく、まずは脳に良い食べ物のなかから、自分の好物を選ぶべきです。そして、その好物を使って自宅で料理する。それが脳を健康へと導きます。

楽に調理できて食べられる、そんな好物が理想的です。私の好物のサケは煮ても焼いても美味しく、調理が簡単です。

また、私の場合は納豆も好物なので、重宝《ちょうほう》しています。アメリカでは納豆が手に入りにくいので、帰国すると納豆のありがたさを強く感じました。ご飯に載せて食べるのはもちろん、スパゲティーに載せても、あるいは卵や野菜と炒《いた》めても、美味しく食べられます。

さらには間食です。私は常に、脳に良い間食用の食材を、数種類も準備しています。まずはキンカン。少しイライラするようなことがあったら、キンカンを丸ごと食べます。すると気分も落ち着きます。また、デスクに向かっている時間が長くなると、どうしても無表情な時間が長くなります。だから煮干しやナッツを食べるようにしています。両方とも咬《こう》筋《きん》を使ってしっかりと噛まなければ飲み込めません。

仕事中は脳に良い間食を摂取して、口を動かし、運動系脳番地も刺激するようにしてください。

「噛む」「嗅ぐ」で活性化する脳

ところで食物を食べるには、噛まなければなりません。そして、この噛むという行為が、脳を刺激して覚醒《かくせい》させます。

現代の日本人は、昔に比べて硬いものを食べなくなりました。牛肉を例に挙げても、溶けるように柔らかい肉がもてはやされています。しかし、柔らか過ぎる肉は、十分な咀嚼《そしゃく》をせずに飲み込めてしまうのが問題です。

ですが、脳のためにも、意識的に噛むべきです。特に朝食は、これでもかというほどに咀嚼してもらいたいものです。そうすることで、寝ぼけた脳が活性化するからです。そのためにも、朝食はパンではなく、雑穀《ざっこく》や玄米《げんまい》を食べるべきです。咀嚼回数が格段に増えますので。

それから重要なポイントは、いつも同じ歯で噛むのではなく、左右の歯や前歯など、使う歯を意識的に変えることです。そうするだけで、脳の頭頂葉にある理解系脳番地が活性化され、脳の空間認知力が上がるのです。

なぜ認知症の患者が徘徊《はいかい》してしまうかといえば、いま自分がどこにいるのか分からなくなっているからです。これは理解系脳番地が働いていないときに起こります。だから噛む行為を繰り返し、日ごろから理解系脳番地を鍛えるようにしてください。それが認知症の予防になります。

それから「嗅《か》ぐ」という行為も重要です。

食品や化粧品の香料を調合する調香師は、高齢になってもボケない人が多いそうですが、それには理由があります。香りは感情系脳番地に関係しているからです。

逆に認知症になった人は、香りを認識する力が弱まってしまいます。料理をするときには香りを意識しながら作り、食事の際にも食べる前には香りを楽しむという習慣を付けるべきです。そうするだけで感情系脳番地は活発化していくでしょう。

食事は毎日三回できる脳トレ

脳に良い影響を与える食材については、よく分かってもらえたかと思います。ただ、脳にとって大切なのは、食材だけではありません。食べ方も重要なのです。そこで次に、脳が活性化する食事方法を解説していきます。

まず知っていただきたいことは、食べるという行為は、脳を使うということです。普段、無意識に食べているようで、実は脳がフル稼働しているのです。

なぜか？　食事というものは、視覚で楽しみ、香りを楽しみ、味を楽しむものです。当然、その際には、視覚系などさまざまな脳番地を使うことになります。また、「何から食べようか」「どの調味料をかけようか」と考えることも、脳に大きな刺激を与えています。そして、手で箸《はし》や食器を持ったり、口に入れた食べ物を咀嚼する際には、運動系脳番地を使います。

つまり、食事は毎日三回できる脳トレだということです。そして、その食事にちょっとした工夫を加えるだけで、脳はさらに大きな刺激を受けることになり、そうすると脳は徐々に若返っていくのです。

では、どのような工夫をすればいいのか。一つ目は、「食べる順番を変える」という工夫です。

たとえば食堂で豚の生姜焼《しょうがや》き定食を食べるとします。普段、最初にメインの生姜焼きを口に運び、それから副菜、ご飯、味噌汁の順番で食べているという人なら、意識的に逆の順番で食べるようにします。まずは味噌汁を口に運んで、次にご飯、副菜を食べ、最後に生姜焼きを食べるようにするのです。

これだけで、脳は大きな刺激を受けることになります。今日から誰にでもできる脳トレなので、ぜひ試してみてください。

両手を使って食事をすると脳は

手を使うと運動系脳番地が刺激されますが、両手を使うほうが、より効果的です。そのため普段の食事の際には、箸と食器を両手に持って食べるように心がけましょう。

また箸ばかりでなく、ときにはフォークとナイフで食事することも、脳に刺激を与えます。重要なのは、食事中は両手を意識して使うということです。

それから食事後の皿洗いも脳に刺激を与えます。これは朝食のあとが特に有効。朝はバタバタしていて、ゆっくりと皿を洗っている暇がないかもしれませんが、少し早く起きて両手で皿洗いをすれば、脳は確実に活性化され、その日一日の仕事や勉強の効率がアップします。

また、朝の寝ぼけた頭をすっきりさせるなら、刺激のある食事を摂るのが一番。たとえば唐辛子を入れた辛いものを食べたり、スパイスを取り入れるのもいいでしょう。

以前、メジャーリーガーのイチロー選手が毎朝カレーを食べていたことが話題になりました。カレーにはスパイスがたくさん入っているため、実は朝食にお薦めなのです。

それから余談になりますが、近年、「砂糖＝悪」であるような風潮があります。確かに砂糖を摂り過ぎるのは良くないでしょう。ただ、自分へのご褒美《ほうび》として砂糖を摂取するのは、決して悪いことではありません。

砂糖を含んだ食べ物を摂取している最中に脳の働きを計測すると、前頭葉の働きが低下して、集中力が分散していくことが分かります。そのため砂糖は、仕事中には食べないほうがいいでしょう。ただ、仕事が終わったあとのご褒美として食べれば、心もリフレッシュ。何より自分にご褒美を与えることは、次の仕事に対する集中力を高めることにつながります。

甘党の人は、仕事のあとに、スイーツをどうぞ。

旬の食材や旅で脳を刺激すると

ところで日本には四季があり、季節ごとに旬の食材があります。スーパーに初ガツオが並べば夏の訪れを感じ、松茸《まつたけ》が並べば秋の訪れを感じます。食材から季節を連想し、その季節の旬の食材について考えることは、記憶系や理解系脳番地を発達させてくれます。

現在はハウス栽培や冷凍技術により、四季に関係なく、さまざまな食材を楽しめるようになりました。が、それでも旬のものを見るとワクワクするものです。そしてそれが、脳を活性化させるのです。

また、旅先での食事も脳を元気にします。旅行中は、その土地でしか食べられないものに出会えるもの。そしてそのような食材は、脳に新しい経験をさせるチャンスです。だから旅先では必ず、いままで食べたことのないものを探して食べてください。

余談ですが、現地で旅行のお土産《みやげ》を探すことも脳を鍛えます。お土産を誰に買うのか、何個買うのかを考え、そしてお土産を渡す人の好みを思い出したりすることは、記憶系や思考系の脳番地を働かせることになります。

普段の生活と離れた場所を訪れ、めったに口にしないものを食べ、素敵なお土産を買う

――旅は脳にとって最高の刺激だといえるでしょう。

なぜ料理中の味見が脳を鍛えるか

家事が脳に良いことはすでに述べましたが、食べるだけでなく、料理をするという行為自体が、脳を鍛えます。だから男性よりも女性のほうが長生きで、ハツラツとしているのでしょう。毎日、献立を考えたり、調理するときにフライパンを持って食材を炒めたり、オタマで鍋をかき回したりして、さまざまな脳番地を刺激しているのですから。

このように、料理という行為は、絶対に脳の老化を防ぎます。だからこそ、男性にも料理をしてもらいたいのです。ただ、料理の際には、何も意識せずに作るのではいけません。実は、より脳を活性化させるコツがあります。

まずは、料理の最中に味見を三回以上します。味見をするという行為は、以前、同じ料理を作ったときの記憶を脳から引き出して比較しているわけです。そして、「ちょっと味が薄いな」などと判断をするのです。

味が薄いと感じたら、塩などを入れて味を濃くしてから、再び味見するわけですが、二度目の味見の際には、最初に味見したときの味と、いま現在の味を比べることになり、これもまた記憶系脳番地を使うことになります。

また、「別の調味料を入れたら、もっと美味しくなるのではないか」と自分で考えながらアレンジして、実際に美味しい味を見つけられたら、思考系脳番地を使うことにもなります。

味という点でいうと、小さい頃に母親が作ってくれた料理や、学校の給食によく出たメニューなど、誰にだって思い出の味があるはずです。それを自分で再現するのもお薦めです。なぜか？　再現する際に、思考系脳番地を刺激するからです。そして実際に味を再現できたら、当時の思い出が甦《よみがえ》り、記憶系脳番地もジンワリと活性化していくことでしょう。

切り方により使う脳番地が違う？

料理をするときに脳を鍛えるコツは、まだまだあります。野菜を切るという行為もその一つです。

たとえばダイコンを切るときは、作る料理に合わせて切り方を変えるものです。味噌汁に入れるならイチョウ切りにするでしょうし、おでんに入れるなら輪切りにするでしょう。

多くの人は、普段、何気なく野菜を切っているかもしれません。しかし切るという行為は、切り方によって使う脳番地が違うのです。たとえば硬いものを切るときには思考系脳番地を使うし、千切りなど細かい切り方をするときは運動系脳番地を使います。

だから料理をするときには、意識して、野菜はいろいろな切り方をしてください。煮物にダイコンを入れるときには半月切りにしている人は、あえてぶつ切りにしてみてください。それだけで脳は刺激を受けることになります。

料理で変えるべきなのは、切り方だけではありません。料理を盛るお皿を変えるのも、これまたお薦めです。

普通は「焼き魚にはこのお皿」「煮物にはこの器」などと、料理に合わせて使っている食器。しかし、いつも同じ食器を使っていては、脳は刺激を受けません。そこで、あえて別の器に盛る工夫をするのです。

また、普段は食器棚の奥にしまい込んでいるお客用のお皿を使うと、それだけで視覚系脳番地が活性化します。この程度の工夫で脳は元気になるのですから、ぜひ試してみてください。

どうですか、皆さん？　食べることと料理は脳の活性化にダイレクトに結び付いていることが分かりましたね。

エピローグ――五〇歳違いの同い年で過ごした祖父と私

九六歳で死んだ祖父の八つの心得

私が生まれたとき、祖父は五〇歳でした。ここまで述べてきたように、まさに五〇歳からの第二の人生を〇歳として始めたばかりだったのです。そのため、祖父と私は五〇歳違いの同い年で過ごしたことになります。

祖父母は四人の娘に恵まれ、長女が私の母で、父は婿養子《むこようし》です。祖父母は戦前、東京に住み、運送業を営んでいました。戦後、祖父の兄に誘われ、再び地元・新潟に戻り、生涯を過ごしました。そのまま祖父母が東京に住んでいたら、私が生まれることはなかったかもしれません。

祖父にとっては、私は目のなかに入れても痛くない存在でした。それ以前に男子の孫を病気で亡くしていたからです。そんな祖父は私が四歳の頃から海に連れ出し、一緒に船に乗せて漁をしました。その間、祖父は、事あるごとに人生訓を話してくれました。

祖父のアルバムを見ると、五〇歳を過ぎても楽しそうな顔をしている写真がたくさんあります。祖父は九七歳まであと五日というときに老衰で亡くなりました。が、いま思えば、五〇歳までの第一の人生より、五〇歳を過ぎて孫の私が生まれてからの第二の人生のほうが、たくさんの楽しい思い出があり、圧倒的に幸福だったのではないかと思います。

人生一〇〇年時代といわれる現在、人生の前半よりも、後半にもっと良い思い出ができることこそが、本当に幸福なことなのではないでしょうか。

祖父の生活における「八つの心得」を列挙してみます。

① 食事は腹八分目を心がけ、間食はしない。肉類、乳製品、洋風料理は食べない。
② 魚、野菜、米、麺類を中心に摂取する。
③ 毎日、同じ時間に起き、同じ時間に寝る。時間を守って生活する。
④ 人の悪口は一切いわない。怒らない。
⑤ 家長として自分の役割を全《まっと》うする。体力と気力が続くまで漁に出る。
⑥ 料理や野良仕事は死ぬまで止めない。
⑦ 一度決めたことはきっちり実行する。

⑧ 健康に気をつける。入浴は欠かさず、タワシで全身を擦《こす》って刺激する。

質素な生活を送った祖父でしたが、共に暮らした孫として祖父のことを振り返ると、世界一幸福な人生を送ったのではないかと感じます。

神仏や自然に囲まれ脳に目覚める

私が育ったのは、新潟県の弥彦山の近くです。夕日が赤く沈む時間になると、佐渡島とともに、目の前に日本海の絶景が見られます。

そんな私が「すべては脳から始まる」と自覚したのは、一四歳の夏でした。しかし、いまになって考えると、もっと以前の、四、五歳の頃から脳を意識していたような気がします。その頃から私は、床柱《とこばしら》に向かって瞑想《めいそう》をして、精神統一をしていたからです。

新潟の生家では床柱を椿油《つばきあぶら》で磨いて大切にしていました。そのため、当時から私はものに対する意識が強く、「ものには魂が宿っているのではないか」と考えていました。無意識のうちに形あるものと命を一体化したからこそ、床柱に向かって精神統一をしていたということなのかもしれません。そして、それが脳に対する意識を高めたのです。

また、親戚には修験道《しゅげんどう》の修行僧もいました。彼らからも同様のことを教えられました。さらに親戚には漁師や杜氏《とうじ》もいました。彼らは自然と一緒に、あるいは自然そのものとして生きています。

このように、子供の頃の私の周りには神仏や自然が当たり前のように存在しており、真剣に考える対象だったのです。

私にとっては同様に、脳も、真剣に学ぶ対象でした。

そして、しばらくして気づいたのは、「脳を学ぶことは、脳の知識を蓄えることではなく、脳を刺激する体験をすることだ」ということです。

普段は意識していなくても、自分を支配している記憶があることに気づくことがあります。私のなかでは、幻の天丼がその一つです。

私は幼少の頃、体が丈夫《じょうぶ》ではなく、寒い時期には必ず風邪《かぜ》をひいていました。保育園に行った日数より、病気になっていた日数のほうが多かったかもしれません。

扁桃腺《へんとうせん》を腫らして発熱すると、祖母が定期バスで隣町の病院に連れて行ってくれました。私の暮らした当時の新潟の田舎では、病院に行くのは、一日がかりの大仕事でした。

病院帰りに祖母は「家族のみんなには内緒ね」といって、知り合いの食堂に連れていってくれたものです。食堂で祖母がオーダーしてくれるのは、いつも天丼でした。

しかし、新潟の海岸沿いの町に生まれ育った私は、その天丼が絶品だとは気づいていませんでした。新潟産コシヒカリの上に、地元の海で獲れた天然の車えびが二尾載っているだけの天丼でしたが、いまだにこれを超える味に出会っていません。

当時の私は、祖母が病院帰りに食堂に連れていってくれるのが楽しくて、三九度の熱があっても天丼を平らげ、食べるとすぐに風邪が治ったものです。まさに病は気から。脳の使い方次第で発熱も癒すことができる、ということです。

天然の車えびは、現在では近海からはほとんど揚《あ》がらなくなりました。幻の天丼を、もう二度と口にすることはないでしょう。それに、自分が東京で医者になってしまったため、病院帰りに新潟のあの道を歩くこともありません。しかし、脳は経験とともに育ち、その枝ぶりを強くしていきます。脳の枝ぶりの一本一本が、すべてを知っているのだと確信しています。

心にはないが脳には形があるので

いまの学校教育では、答えを当てはめることは教えています。しかし、その答えに至るプロセスを見ることは教えてくれません。

たとえば論語や般若心経《はんにゃしんぎょう》からは、人生経験を学ぶことができます。人生経験を外部から取り入れて学ぶことで、いつもは使わない細胞が動き始める。だからこそ精神修養や瞑想で、脳番地同士の結び付きが強くなるのだと考えています。

しかし、そうしたものを一切排除した現在の学校教育では、しっかり見て分析する役割を持つ視覚系がある、右脳の後頭葉は育ちません。そう、右脳は世の中を観察しなければ育たないのです。

逆に学校では、文字を司る左脳の後頭葉ばかりが発達することになります。すると、偏った脳ばかりが生まれます。

では、学校で右脳も鍛えるにはどうしたらいいのでしょうか？　武道や読書など、いろいろと方法はあるかと思いますが、まずは社会を作っている大人たちが、「脳の健康が未来を変える」という認識を共有しなければなりません。

私は小児科医だったこともあり、発達障害の子供の脳画像をたくさん見てきました。子供たちの脳は未熟です。しかし、それは大人も同じなのです。

大人の脳にも未熟な部分がたくさんあります。未熟といっても、脳のすべての部分が未熟なのではなく、環境に応じて育った部分と育っていない部分がある、ということです。

心には形がないので見えません。しかし、このように脳には形があり、見ることができる。だからこそ、自分の脳がどのような状態であるかを認識し、脳の健康を保つ努力をしてほしいのです。

人間の脳は二週間もあれば良くも悪くも変わります。脳はとても正直なのです。

学校の成績が悪かった人が億万長者になったり、あるいはすごい才能を発揮することがあります。社会でいろいろな経験をし、刺激を受け、脳のなかにあったものが表れるからです。

そう、脳は自分次第でいくらでも変えられる。だから脳に刺激を与え続け、元気に一〇〇年を生きてもらいたいのです。

脳がどんどん伸びている状態の死

以前は「脳の話」というと難しい話になりがちで、まさか一般の方に受け入れられるようになるとは思っていませんでした。一人ひとりの脳の個性をＭＲＩ脳画像で知り、それに基づいて脳トレをするような新しい医療を理解してもらうには、二〇年以上かかると思っていました。

しかし、脳トレがブームになったこともあり、脳に興味を持つ人が凄まじいペースで増えていきました。

自分の脳は人とどう違うのか、それが明らかになってきたからこそ、自分の脳をきちんと考えるときなのです。自分の脳の働きを見れば、脳以外の病気を治すことすら可能になるのではないかと考えています。

病気については、さまざまな研究が続けられています。しかし、「脳の健康」からのアプローチは少ない。病気の研究ばかりでなく、脳の健康を保つための研究にも、もっと力を入れていいはずです。

たとえばガンになりやすい人やアレルギーになりやすい人を研究する際、脳から研究を進めたら、よりよく分かるようになるのではないでしょうか？　そうした意識を持って、私は「脳の学校」を創設し、加藤プラチナクリニックでは世界初の脳内科医として、ＭＲＩで脳の診断と治療を実践しています。

人は脳が成長しているあいだは生き生きとしています。歳をとって壊れている部分はあるかもしれませんが、それでも生き生きとしているのです。脳がどんどん伸びている状態で命が尽きる——これが理想的な死に方だと思います。それを実現させるためにも、脳を健康にしなければなりません。

胎児の脳の写真を見ると、すでに脳細胞がしっかり存在し、週を追うごとに成長しているのが分かります。しかし、それは一〇〇歳の人の脳も同じ。未熟な細胞はまだまだ存在しているのです。

つまり、一〇〇歳でも成長させることができる部分は十分にあるということ。何歳になっても新しい脳細胞が残っていると知っていれば、とっても元気に生きることができるのではないでしょうか。

未体験の細胞に経験を与えることは死のその瞬間まで可能である——健康的に明るく、そして豊かに生きるヒントです。

二〇一八年八月

加藤俊徳《かとうとしのり》

加藤俊徳

1961年、新潟県に生まれる。医学博士。脳内科医。加藤プラチナクリニック院長。昭和大学客員教授。株式会社「脳の学校」代表。発達脳科学・MRI脳画像診断の専門家。昭和大学医学部卒業、同大学大学院修了。14歳のときに「脳を鍛える方法」を求めて医学部への進学を決意。1991年に開発した脳活動計測「fNIRS法」は世界700ヵ所以上で脳研究に使用されている。1995年から2001年まで米ミネソタ大学放射線科でアルツハイマー病やMRI脳画像法の研究に従事。帰国後は、独自開発したMRI脳画像法を用いて、胎児から超高齢者まで1万人以上の診断・治療を行う。著書には、『日本人が最強の脳をもっている』（幻冬舎）、『右脳の強化書』（廣済堂出版）などがある。

講談社＋α新書《プラスアルファ》 798-1 B

50歳《さい》を超《こ》えても脳《のう》が若返《わかがえ》る生《い》き方《かた》

加藤俊徳《かとうとしのり》

2018年 8 月20日第1刷発行
2018年12月 6 日第6刷発行

発行者――――渡瀬昌彦
発行所――――株式会社 講談社
東京都文京区音羽2-12-21 〒112-8001
電話 編集(03)5395-3522
販売(03)5395-4415
業務(03)5395-3615

カバー写真――――ゲッティ イメージズ
デザイン――――鈴木成一デザイン室
カバー印刷――――共同印刷株式会社
印刷――――慶昌堂印刷株式会社
製本――――牧製本印刷株式会社
本文組版――――朝日メディアインターナショナル株式会社

Printed in Japan
ISBN978-4-06-512096-5

講談社＋α新書

働く人の養生訓 あなたの体と心を軽やかにする習慣
若林理砂
だるい、疲れがとれない、うつっぽい。そんな現代人の悩みをスッキリ解決する健康バイブル
840円 779-1 B

認知症 専門医が教える最新事情
伊東大介
正しい選択のために、日本認知症学会学会賞受賞の臨床医が真の予防と治療法をアドバイス
840円 780-1 B

工作員・西郷隆盛 謀略の幕末維新史
倉山満
「大河ドラマ」では決して描かれない陰の貌。明治維新１５０年に明かされる新たな西郷像！
840円 781-1 C

「よく見える目」をあきらめない 遠視・近視・白内障の最新医療
荒井宏幸
劇的に進化している老眼、白内障治療。50代、60代でも8割がメガネいらずに！
860円 783-1 B

野球エリート 野球選手の人生は13歳で決まる
赤坂英一
根尾昂、石川昂弥、高松屋翔音……次々登場する新怪物候補の秘密は中学時代の育成にあった
840円 784-1 D

NYとワシントンのアメリカ人がクスリと笑う日本人の洋服と仕草
安積陽子
マティス国防長官と会談した安倍総理のスーツの足元はローファー…日本人の変な洋装を正す
860円 785-1 D

医者には絶対書けない幸せな死に方
たくきよしみつ
「看取り医」の選び方、「死に場所」の見つけ方。お金の問題……。後悔しないためのヒント
840円 786-1 B

もう初対面でも会話に困らない！口ベタのための「話し方」「聞き方」
佐野剛平
『ラジオ深夜便』の名インタビュアーが教える、自分も相手も「心地よい」会話のヒント
800円 787-1 A

人は死ぬまで結婚できる 晩婚時代の幸せのつかみ方
大宮冬洋
80人以上の「晩婚さん」夫婦の取材から見えてきた、幸せ、課題、婚活ノウハウを伝える
840円 788-1 A

サラリーマンは３００万円で小さな会社を買いなさい 人生１００年時代の個人M&A入門
三戸政和
脱サラ・定年で飲食業や起業に手を出すと地獄が待っている。個人M&Aで資本家になろう！
840円 789-1 C

名古屋円頓寺《えんどうじ》商店街の奇跡
山口あゆみ
「野良猫さえ歩いていない」シャッター通りに人波が押し寄せた！ 空き店舗再生の逆転劇！
800円 790-1 C

表示価格はすべて本体価格（税別）です。本体価格は変更することがあります